N&K

Marjaleena Lembcke

Die Füchse von Andorra

Nagel & Kimche

Der Inhalt dieses Buches wurde auf einem nach den Richtlinien
des Forest Stewardship Council zertifizierten, holzfreien Papier
der Papierfabrik Munkedal gedruckt.

1 2 3 4 5 14 13 12 11 10

Umschlagillustration: Kathrin Schärer
Umschlaggestaltung: Hauptmann und Kompanie
Herstellung: Andrea Mogwitz und Rainald Schwarz
Satz: Satz für Satz. Barbara Reischmann
Druck und Bindung: Friedrich Pustet
ISBN 978-3-312-00990-9
Printed in Germany
www.nagel-kimche.ch

Die Füchse von Andorra

1

Es regnete. Mutter hatte vergessen, den Teppich vom Balkon zu nehmen. Ich wollte ihn zusammenrollen und zur Seite legen, aber er war schon nass. Ich ließ ihn liegen. Plötzlich sah ich Alice. Sie ging über den Parkplatz auf den Supermarkt zu.

Ich schnappte meine Jacke und lief ihr hinterher.

»Hallo, Alice«, würde ich sagen. Und dann fragen: »Was machst du hier?« Oder: »Was willst du kaufen?«

Es regnete in Strömen, das Wasser lief mir über Gesicht und Hals in mein T-Shirt.

Ich schaute erst bei den Regalen mit den Spielsachen nach, aber dort war sie nicht.

Sie stand in der Gemüseabteilung und legte gerade drei Bananen auf die Waage. Ich sah mir die Tchibo-Angebote an, nahm eine Packung Unterhemden und drehte sie in den Händen, als sei ich noch unentschlossen. Als ich mich umsah, war Alice weitergegangen. Eine Frau mit einem Baby in einem Tragetuch stand neben mir. Das Baby lächelte mich an. Ich lächelte zurück.

Alice stand vor den Süßigkeiten. Vor den Weingummi-, Toffee- und anderen Bonbontüten. »Willst du dir Weingummis kaufen?«, hätte ich fragen können. Aber ich ging an ihr vorbei, als hätte ich sie gar nicht gesehen. Sie blickte einmal hoch und durch mich hindurch, als sei ich ein Regal mit Sachen, die sie nicht interessierten. Die Frau mit dem Baby tauchte wieder neben mir auf. Das Baby sah mich an und lächelte. Ich lächelte zurück. Alice hatte die Bananen und eine Milchtüte in der Hand, als sie in der Schlange an der Kasse stand. Keine Süßigkeiten. Ich stellte mich hinten an. Ich hatte nichts zu bezahlen, aber ich wollte nicht an Alice vorbeigehen. Hinter mir stand die Frau mit ihrem Baby.

»Das Baby lächelt mich immer an«, sagte ich zu der Frau.

»Sie lächelt alle an«, sagte sie.

Ich war enttäuscht.

»Der Teppich auf dem Balkon ist klitschnass«, sagte ich zu Mutter, als sie mir die Tür aufmachte. »Du hast vergessen, ihn reinzuholen.«

Sie sah mich an, als verstünde sie nicht, wovon ich rede. Sie sah mich an, als wüsste sie nicht einmal, wer ich bin. Ihre Augen waren so blau wie die des Babys. Aber sie lächelte nicht.

»Das Essen ist bald fertig«, sagte sie.

Ich hängte die Jacke ins Badezimmer zum Trocknen und föhnte mir die Haare.

Ich dachte an Alice. Ich kannte sie aus der Schule. Sie war nicht in meiner Klasse, aber ich sah sie immer in den Pausen. Alice hatte lange dunkle Haare, die sie offen trug, und große braune Augen. Sie sah aus wie Ronja Räubertochter in dem Film, den ich gesehen hatte. Sie war hübsch. Und sie war mutig und stark wie Ronja, glaubte ich. Niemals sah ich, dass jemand Alice ärgerte. Ich bewunderte sie.

Einmal hatte sie mir geholfen, ohne zu wissen, dass sie mir half. Auf dem Schulhof kam es oft zu Rangeleien und Kämpfen. Der Hof war groß, und in den Pausen gab es viele Gelegenheiten, einem Kind ein Bein zu stellen oder in den Rücken zu boxen oder an den Haaren zu ziehen, ohne dass es jemand sah. In meiner Klasse war ein Mädchen, das oft andere Kinder schikanierte. Sie hieß Amy. In der dritten Klasse saß Amy neben mir. Sie quasselte die ganze Zeit in den Stunden, und ich konnte mich nicht konzentrieren. Erst sagte ich nichts, weil ich Angst vor ihr hatte, aber irgendwann schnauzte ich sie an: »Halt den Mund, du nervst.«

Sie hielt den Mund, fing aber an, mir während der Pausen hinterherzulaufen und mir Schimpfwörter nachzurufen. Sie packte mich an der Jacke und versuchte mich auf den Boden zu ziehen. Wenn wir von draußen wieder in die Klassen liefen, schubste sie mich von hinten. Verlor ich den Halt und fiel hin, lachte sie schadenfroh. Sie kritzelte in meine Hefte, und wenn ich der Lehrerin davon erzählte, rief Amy: »Petze, Petze!« Die anderen Kinder guckten betreten. Sie wussten nicht, ob sie sich für mich schämen sollten oder für sie. Und ich hatte das Gefühl, ich müsse allein mit ihr fertig werden. Einmal, als Amy einem kleinen koreanischen Mädchen in der Pause nachlief und »Angsthase, Angsthase, platte Nase« rief, ging Alice zu Amy und sagte etwas zu ihr. Amy sah auf den Boden. Sie trottete zurück ins Klassenzimmer, ohne jemanden zu belästigen. In den Pausen sah sie sich immer nach Alice um, und Alice schien immer in der Nähe zu sein, wo auch Amy sich gerade aufhielt. Amy ließ mich in Ruhe. Sie ließ auch die anderen Kinder mehr oder weniger in Ruhe. Ich hätte gerne gewusst, was Alice zu ihr gesagt hatte. Aber ich fragte Alice nicht. Ich fragte auch Amy nicht. Ich war froh, dass sie mich nicht mehr schikanierte. Aber manchmal hatte ich Albträume, in denen sie mich quälte.

Manchmal träumte ich auch von Alice. In meinen Träumen rettete sie mich vor Riesenkaninchen und einmal von einem Baum. Ich war hochgeklettert und Amy stand unten und rief: »Spring runter, spring runter, du Angsthase.« Der Baum war sehr hoch, und ich wusste, dass ich mir die Beine brechen würde, wenn ich spränge. Aber die Stimme von Amy wurde immer lauter, und gerade, als ich dachte, ich halte es nicht mehr aus, ich springe jetzt, egal, was passiert, kam Alice mit einer Leiter. Amy verschwand, als sei sie vom Boden verschluckt worden, und ich lächelte Alice an.

2

Am Abend saßen meine Geschwister Jonathan, Felix, Frederike und ich mit Vater im Wohnzimmer. Mutter hantierte noch in der Küche.

»Wir haben gegessen, das Geschirr ist in der Spülmaschine, alles blitzt und glänzt vor Sauberkeit. Was machst du da noch?«, fragte Vater.

»Ich vergleiche die Preise von Aldi und Lidl«, antwortete Mutter.

»Vergiss Aldi und Lidl! Alle Geldsorgen sind Vergangenheit. Unsere Familie lebt bereits im Wohlstand!«, rief Vater. »Du hast es nicht mehr nötig, die Werbung der Billigmärkte zu studieren.«

»Stellst du bitte die Mülltonne an die Straße«, sagte Mutter zu ihm.

Vater schüttelte den Kopf. »Gerade in der Algarve angekommen, bei strahlend blauen Himmel, das Gesicht der Sonne zugewandt, das Rauschen des Meeres in den Ohren, den Blick auf die zerklüfteten Felsen gerichtet, glücklich, dass die Reise überstanden ist, und schon muss man wieder in das Flugzeug steigen, um in dieser verregneten Stadt eine graue Mülltonne an die graue Straße zu stellen. Ist das ein zwingender Grund, für den ein Mann seine langersehnte Reise in die Altersruhe unterbrechen muss? Habe ich nicht genug geleistet? Kann sich nicht allmählich ein anderer um den Müll dieses Staates, dieser Stadt, dieses Haushalts sorgen?«

»Nein«, sagte Mutter.

Vater seufzte, sprang auf und mahnte uns: »Bleibt, wo ihr seid. Fliegt nicht weg!«

Als er zurückkam, fragte er: »Wo war ich stehengeblieben?«

»Vor den felsigen Klüften und dem sonnigen Schein«, antwortete Frederike und kicherte.

»Das machst du jetzt extra«, sagte Vater. »Du weißt, wie es richtig heißen soll?«

»Klar weiß sie das. Erzähl weiter«, meinte Jonathan. »Ich will gleich im Bett noch ein paar Seiten lesen.«

»Wir befinden uns also in Portugal, an der schönen Südküste des Landes, in der Algarve, in einem Ort namens Portimao. Ein ehemaliges Fischerdörfchen und ein beliebtes Touristenziel. Unser Häuschen – unsere Villa, sollte ich wohl besser sagen – liegt abseits der Straßen, wo sich die Touristen tummeln. Es ist früher Abend. Ich liege auf der Terrasse in der Hängematte und genieße das Rauschen des Meeres. Meine Frau pflückt Orangen im Garten. Fernanda, unsere Haushaltshilfe, bringt mir einen Drink. ›Boa Tarde, Senore‹, sagt sie. ›Äntsuldigen Sie, aber soll ich die Bücher von Fernando Pessoa in die Bibliothek bringen? Wenn Kinder kommen, sie vielleicht kaputtreißen die Seiten.‹«

»Wer ist nun wieder Fernando Pessoa?«, fragte Jonathan.

»Fernando Pessoa ist ein berühmter portugiesischer Dichter. Er lebt nicht mehr, ist aber so bekannt, dass sogar Fernanda seinen Namen kennt, obwohl sie nie ein Buch von ihm gelesen hat.«

»Du denn?«, fragte ich.

»Aber ja, mein Kind. Ich kenne viele seiner Gedichte. Und

sein Buch, das einfach *Das Buch der Unruhe* heißt, ist eins meiner Lieblingsbücher. Da schreibt er zum Beispiel …«

Jonathan unterbrach ihn. »Wir wollen nicht wissen, was er schreibt. Erzähl weiter. Fernanda hat die Bücher in die Bibliothek gerettet und dann?«

Felix lachte: »Ist ja super, dass Fernanda Deutsch spricht.«

»Aber nicht richtig«, sagte Frederike. »Sie sagt ›Äntschuldigung‹.«

»Zeit läuft! Höchstens fünfzehn Minuten«, warf Mutter ein.

Vater legte den Finger auf die Lippen, und wir grinsten ihm zu. Wir verstanden. Wir würden ihn nicht mehr unterbrechen.

»Die gute Seele bringt also die Bücher in meine Privatbibliothek und schließt sogar die Tür ab. Sie hat lange mit Kindern gearbeitet und weiß, was für Heuschrecken und Kannibalen Kinder sein können. Skrupellos stopfen sie die schönsten Gedichte und Gedanken in ihre immer hungrigen Münder, wenn sie gerade Appetit drauf haben. Ich döse in der Sonne ein und werde von der Hupe eines Autos geweckt. Das Erste unserer Kinder kündigt seine Ankunft an. Es ist Jonathan. Was für eine Freude, wenn er seine alten Eltern besucht. Und was für einen Schlitten er fährt! Wenn ich mich nicht täusche, ist es ein Rolls-Royce. Er muss eine Menge Operationen im letzten Jahr gemacht haben, dass er sich so einen Luxuskarren leisten kann, denke ich. Ich küsse die Hand seiner reizenden Frau Mirabella und hebe den kleinen Enkelsohn James in die Luft. Ist der gewachsen! Ach, ist es schön, sie hier zu haben. Meine Frau ist noch im Orangengarten. James läuft sofort zu ihr. Sie lässt den

Korb fallen, breitet die Arme aus und küsst den Kleinen stürmisch, wie Omas es immer tun, ohne zu merken, dass er keine Knutschereien mag. Danach kommen auch Sophie und Frederike an. Wir umarmen uns, und die beiden haben Tränen in den Augen. Natürlich vor Freude, ihren alten Vater zu sehen! Ich verberge meine eigene Rührung und sage: ›Lasst euch anschauen, Mädchen – prächtig seht ihr aus. Die schönsten Frauen der Welt. Meine Töchter! Hat der Flug nach Lissabon gut geklappt? Und ihr habt einen Mietwagen genommen? Jonathan ist mit einem Rolls-Royce vorgefahren. Das müsst ihr sehen! Aber wo sind denn meine Enkelkinder und die Schwiegersöhne? Ach, die kommen nach. Müssen noch etwas besorgen. Felix müsste auch jeden Augenblick hier sein. Es ist ja die Zeit der Zitronenernte, und er hat viel zu tun. Sein viertes Kind ist vor einigen Wochen geboren und, na ja, ihr wisst ja wie das ist.‹«

»Was sind wir denn geworden?«, fragte Jonathan. Nicht zum ersten Mal. Vater wechselt unsere zukünftigen Berufe andauernd, je nachdem, was ihm gerade passend scheint.

»Du bist natürlich Chirurg. Hörst du nicht richtig zu? Felix ist ein Obstplantagenbesitzer, Sophie eine Anwältin, und Frederike ist eine berühmte Sängerin.«

»Ich will aber kein Arzt werden«, protestierte Jonathan.

»Und ich nicht Anwalt«, sagte ich.

»Ich will Tante Paula werden«, sagte Frederike.

Vater runzelte die Stirn. »Du kannst doch nicht eine andere Person werden, schon gar nicht eine, die es schon gibt!«

»Ich möchte ja nur so werden wie sie«, erklärte Frederike.

»Und ich möchte, dass ihr ins Bett geht«, warf Mutter ein.

Bei unseren Abendveranstaltungen war es wie im Theater. Mutters Sätze waren wie der Gong. Der erste Gongschlag war ein dezenter Hinweis, dass die Zeit der Pause abläuft, der zweite Gongschlag war eine Mahnung, und nach dem dritten musste man sich sputen.

Allerdings durften wir nicht wieder im Saal Platz nehmen, wir mussten das Theater verlassen, ob das Stück nun zu Ende war oder nicht.

»Ich habe nichts dagegen, Obstplantagenbesitzer zu werden«, sagte Felix zufrieden. »Außerdem lebe ich in der Nähe der Eltern.«

»Bleibt dir nichts anderes übrig. Alles genauestens geplant. Mein unumstößlicher – heutiger – Plan für die Zukunft meiner Kinder. Eure Mutter und ich werden eines Tages alt und gebrechlich. Wir brauchen einen Arzt in der Familie, der uns kostenlos und gewissenhaft behandelt und nicht nur schnell irgendwelche Pillen verschreibt, um uns loszuwerden. Und ein Anwalt ist heutzutage absolut notwendig. Es gibt ständig neue Verträge und Papierkram, die kein Mensch mehr begreift. Und eine Sängerin in der Familie muss auch sein. Im Alter möchte man etwas Schönes von den eigenen Kindern hören! Und wenn wir alt werden wollen, und das wollen wir, müssen wir viel Obst essen – also ein Sohn als Obstbauer ist doch ideal. Ihr hört, ein fast perfekter Plan! Ich hätte gerne noch eine Krankenschwester zur Hand – später, für die Altenpflege, aber nun gut. Wir waren nicht vorausschauend genug. Wir hätten noch ein Kind gebrauchen können.«

»Noch ein Kind!«, rief Felix.

»Bloß nicht!«, sagte Jonathan.

»Was ist mit den Schwiegertöchtern?«, fragte ich Vater. »Kann nicht eine von ihnen Krankenschwester sein?«

»Theoretisch schon. Oder vielleicht eins der Enkelkinder, denn eure Mutter und ich werden bestimmt steinalt. Bei der frischen Meeresluft und der vielen Sonne und dem sorglosen Leben, das wir führen.«

»Und die Stützen unserer alten Tage marschieren jetzt ins Bett, damit sie für die Zukunft fit bleiben«, sagte Mutter.

Wir standen auf, und Jonathan fragte: »Wer bezahlt euch eigentlich die Supervilla in der Algarve?«

»Viermal darfst du raten!« Vater lachte. »So – Ende dieser Folge der Familiensoap. Ab in die Falle!«

Wir lachten auch, sagten gute Nacht und gingen in unsere Zimmer. Ich und Frederike in unseres und Jonathan und Felix in ihres.

Als wir in unseren Betten lagen, sagte Frederike: »Vater hat vergessen, dass ich überhaupt nicht singen kann.«

»Hat er nicht«, antwortete ich. »Er spinnt nur rum. Wir sind doch schon Hexen gewesen, Meeresungeheuer und Piraten, alles Mögliche. Ich bin auch schon mal eine berühmte Balletttänzerin gewesen. Dabei habe ich noch nie eine Ballettstunde gehabt.«

»Weiß ich. Aber es wäre schöner, wenn es so klingen würde, als sei es wahr.« Frederike gähnte. Wir wünschten einander gute Nacht.

Wir hatten bereits viele Phantasiereisen mit Vater gemacht. Wir waren mit ihm in fast allen europäischen Ländern gewesen. Immer wohnten wir in einer Prachtvilla oder in einem großen Haus. Aber meistens verbrachten wir nur unseren Urlaub dort und waren noch nicht erwachsen, sondern immer so alt, wie wir eben gerade waren. Unsere Phantasiereisen waren die Sommerurlaube, die wir uns nicht leisten konnten. Und Vater behauptete, wir wüssten mehr über die Länder und ihre Geschichte als die Kinder, die tatsächlich dort Urlaub gemacht hatten. Wenn man sich nach einem Land sehnt, beschäftigt man sich mehr damit, als wenn man sich tatsächlich in dem Land aufhält.

Behauptete er.

Wir hatten auch immer eine Hausangestellte, die eine weibliche Version des Namens von irgendeinem Schriftsteller trug. In Irland hieß unsere Haushaltshilfe Samuela, nach einem Samuel. Und in Italien hatten wir eine Salvatora, nach einem Dichter Salvatore Quasimodo. In Frankreich eine Alberta, nach einem Albert. Wir kannten diese Autoren nicht. Als ich Vater einmal fragte, warum er unseren Bediensteten immer die Namen von Schriftstellern gab, antwortete er: »Gute Schriftsteller denken für einen, wenn man selbst zu faul dazu ist oder keine Zeit hat. Sie räumen auch auf. Sie bringen Ordnung in unsere Köpfe. Und manchmal findet man Gedanken wieder, die man schon vergessen hatte.«

Vater hatte früher viel gelesen. Jetzt hatte er kaum Zeit mehr. Hin und wieder blätterte er in einem seiner Lieblingsbücher und seufzte wie Mutter, wenn sie ein Kleid, das sie vor zwanzig Jahren getragen hatte, aus dem Schrank nahm und es betrachtete. Es passte ihr nicht mehr, und es war aus der Mode, aber sie mochte sich nicht davon trennen.

Ich dachte an Mutter. Wie sie uns in letzter Zeit manchmal ansah. Als sähe sie uns gar nicht, als würde sie über uns hinweg in die Ferne schauen und dort etwas sehen, das ihr nicht gefiel. Vielleicht machte sie sich Sorgen um uns. Sie redete weniger als Vater über unsere Zukunft, über die Schule und andere Sachen, aber sie machte sich wahrscheinlich mehr Sorgen als er. Sie war ängstlich. Ständig sagte sie: »Passt bitte auf euch auf!«

Und Vater sagte: »Seid keine Angsthasen!«

Einmal stürzte Felix schwer mit dem Fahrrad. Er brach sich die rechte Hand, und am rechten Bein war auch etwas kaputt. Die Hand und das Bein kamen in Gips.

»Der arme, arme Junge«, bedauerte Mutter ihn.

»Der glückliche Junge«, sagte Vater. »Wer kann schon vier Wochen im Bett bleiben und träumen.«

Vater träumte gern. Er scherzte und lachte zwar über die törichten Elternträume, wie er sie nannte, aber ich glaube, ein wenig glaubte er an seine Träume. Am meisten wünschte er sich, dass wir, seine Kinder, besonders glücklich werden. Denn er glaubte, dass wir besondere Kinder waren.

Dabei wären wir fast gar nicht geboren worden.

3

Mutter hatte sich für Katzen entschieden.
Vater hatte gesagt: »Ich kann mir ein Leben ohne Kinder nicht vorstellen. Ich liebe Kinder.«

Und Mutter hatte geantwortet: »Ich habe getan, was ich tun konnte.«

Sie waren schon bei vielen Ärzten gewesen, hatten sich untersuchen und beraten lassen. Man sagte ihnen, dass Mutter keine Kinder bekommen könne. Eine Zeitlang hoffte Vater, dass ein Wunder geschähe und Mutter trotzdem einfach schwanger würde, egal, was die Ärzte behaupteten.

»Den Wundern muss man nachhelfen«, hatte ein Frauenarzt gemeint. Mutter bekam Hormone gespritzt, sie schluckte Pillen. Ihre Brüste wurden größer, ihre Haut rosiger. Sie wurde älter. Aber schwanger wurde sie nicht.

Eines Tages beschloss Mutter dann: »Ich gebe es auf. Ich kann keine Kinder kriegen. Ich möchte auch keine mehr. Ich möchte Katzen haben. Am liebsten vier kleine Kätzchen.«

Später meinte sie: »Hätte ich bloß nie diesen Satz gesagt.«

Denn plötzlich geschah das Wunder. Vierfach.

Ich heiße Sophie und bin die Älteste. Nach mir kam Felix, nach ihm Jonathan und dann noch Frederike. Ich bin fünf Minuten älter als Felix, Felix nur zwei Minuten älter als Jonathan und Frederike ist zwanzig Minuten jünger als Jonathan.

Mutter hätte in dem kleinen Krankenhaus unserer Stadt entbunden, aber Vater wollte kein Risiko eingehen. Er brachte sie in die Uniklinik nach Münster. »Die kennen sich wahrscheinlich mit Mehrfachgeburten aus«, meinte er.

»Das hoffe ich«, hatte Mutter gesagt.

Vor unserer Geburt waren sogar die Ärzte und die Hebamme und die Krankenschwestern aufgeregt gewesen. Vater hatte drei Nächte vorher nicht mehr geschlafen, und Mutter überlegte, wie man vier Kinder mit zwei Brüsten satt kriegen soll.

Wir waren alle ziemlich klein, als wir geboren wurden. Wir hatten ja nicht viel Platz zum Wachsen. »Wenn ihr alle drei Kilo schwer geworden wäret, hätte ich für die letzten Monate einen Bauchträger engagieren müssen, allein hätte ich euch nicht schleppen können«, erzählte Mutter.

»Und der Bauch hätte auch platzen können, und dann hättest du den Salat gehabt«, meinte Felix dazu.

Er war nicht geplatzt, weil wir klein blieben.

In der Zeitung erschien ein Bild von uns, und darunter stand: »Vier Winzlinge gerettet.«

Vater hatte in der Redaktion der Zeitung angerufen und gesagt, sie sollten es korrigieren. Wir wären überhaupt keine Winzlinge, nicht kleiner, als unter den gegebenen Umständen zu erwarten, und wer uns denn gerettet haben soll. Eine Geburt sei doch keine Rettungsaktion, sondern die natürlichste und schönste Sache der Welt. Am nächsten Tag war wieder ein Foto von uns in der Zeitung, und dort stand: »Die Vierlinge wohlauf.«

Vater rief in der Redaktion an und beschwerte sich: »Das klingt ja, als wären sie bei der Geburt krank gewesen«, und Mutter sagte: »Lass sie schreiben, was sie wollen. Wir haben

Wichtigeres zu tun, als jeden Satz zu korrigieren, der in den Zeitungen steht.«

Viele Leute von Zeitungen und Zeitschriften riefen damals bei uns an, und sogar ein Fernsehsender meldete sich. Alle wollten Mutter interviewen, um zu erfahren, wie sie sich als Mutter von Vierlingen fühlte.

Sie bat Vater, den Redakteuren zu sagen, dass sie keine Interviews gebe. »Ich habe nicht ein Kind mit vier Köpfen geboren, sondern vier gesunde Kinder, und das ist ja wohl normal!«

Hat sie damals gesagt, aber gedacht hat sie was anderes. Sie fand es nicht normal, plötzlich vier Babys zu haben und nur zwei Brüste.

Nach der Geburt mussten wir mehrere Wochen im Krankenhaus bleiben. Dort sorgten die Säuglingsschwestern dafür, dass wir alle vier regelmäßig die Brust oder die Milchflasche bekamen. Zu Hause sind wir nach dem Eisvogelprinzip gefüttert worden. Eisvögel sind sehr sozial. Bei denen verhungert keins der Jungen, weil jeder der Reihe nach drankommt. Reicht die Nahrung nicht aus, die von den Eisvogeleltern herangeschleppt wird, helfen die anderen Eisvögel bei der Fütterung mit.

Immer wenn eins von uns so viel getrunken hatte, dass es aufhörte zu schreien, kam das Nächste an die Brust. Und Vater, die Großmutter, Tante Paula oder Nils, ein damals arbeitsloser Freund von Vater, fütterten uns mit der Flasche weiter. Manchmal waren unsere Großväter auch dabei. Es waren immer mehrere Menschen im Einsatz, damit wir satt wurden.

Auch beim Saubermachen und Wickeln mussten mehrere Hände zugreifen.

Wir bekamen sehr viele Geschenke, weil Vierlinge nicht oft geboren werden. Der Bürgermeister unserer Stadt überreichte Mutter einen Blumenstrauß, die Lebensmittelläden brachten uns Geschenkkörbe, von der Kirche bekamen wir Gebetbücher. Man schickte uns Babyratgeberbücher, Babycremes und Babypuder, Badewasserzusätze, Babybadewannen, Babynahrung und Windeln von verschiedenen Firmen.

Mutter erzählte uns, sie sei sich vorgekommen wie das Opfer einer Flutkatastrophe. Die Leute glaubten, sie hätte alles verloren und könne alles gebrauchen. Vom Nachttopf bis zur Gardinenstange.

Über unsere Geburt und die ersten Jahre haben Mutter und Vater uns viel erzählt. Auch die Großeltern, Paula, Nils – alle haben sie viele Erinnerungen an die aufregende Vierlingspflege. Wir haben die Geschichten bestimmt schon hundertmal gehört, aber ich fand sie immer fast so spannend wie Vaters Zukunftsträume.

Mutter hat die geschenkten und selbstgekauften Windeln und Babysachen auf den Regalen nach Größe, Farbe und Jahreszeit geordnet. Außerdem hatte jeder von uns einen Schrank mit seinen eigenen Sachen. Und von Anfang an legte Mutter Wert darauf, dass wir nicht alle die gleichen Strampelanzüge anhatten, nicht die gleichen Mützen trugen. »Ich musste euch doch wenigstens durch die Kleidung auseinanderhalten können«, meinte sie.

Aber wir waren auch sonst leicht auseinanderzuhalten. Zumindest später. Wir sahen einander nicht ähnlich und waren es auch nicht.

Als sie damals, als wir noch nicht geboren waren, nach Namen für uns suchten, hatte Vater am Computer Hunderte Vornamen durchgesehen. Deutsche, französische, italienische, finnische, englische, holländische, spanische – er sah sich die Vornamen der Mädchen und Jungen aller europäischen Sprachen an. Er sah sich die beliebtesten Namen an und die seltensten.

»Es gibt zu viele«, hatte er gestöhnt.

»Ich habe schon die Namen ausgesucht. Falls wir zwei Mädchen bekommen, heißen sie Sophie und Frederike, und einen Jungen möchte ich Felix nennen«, hatte Mutter gesagt. »Du kannst dir den letzten aussuchen. Vielleicht bekommen wir aber drei Jungs und ein Mädchen. Mir bleiben dann Sophie, die Weise, und Felix, der Glückliche, und du kannst zwei Jungennamen bestimmen.«

Aber wir waren zwei Mädchen und zwei Jungs, und so blieb dem Vater nur ein Name. Er entschied sich für Jonathan.

Jonathan heißt »Gott hat gegeben«.

Anfangs schliefen wir im Schlafzimmer bei den Eltern. Jeder von uns hatte ein eigenes Körbchen, zwei auf Vaters und zwei auf Mutters Bettseite.

»Zwei Jahre haben wir kein Auge zutun können«, behauptete Vater. Aber das stimmt natürlich nicht. Kein Mensch kommt zwei Jahre ohne Schlaf aus. Nicht einmal die Eltern.

Jonathan hat später ausgerechnet, dass wir in den ersten zwei Jahren etwa fünfzehntausend Windeln gebraucht haben. Und über hundert Dosen Penatencreme. Fünfzig Schnuller haben uns beruhigt, und diverse Teddybären, Plüschhunde und Frotteekatzen haben uns getröstet.

Wir bekamen mindestens zehnmal im Jahr Durchfall, alle fast gleichzeitig, wir hatten Keuchhusten und Bronchitis, Mumps, Windpocken und Scharlach.

Auch wenn wir gesund waren, mussten wir regelmäßig zum Kinderarzt. Wir wurden gemessen, gewogen und abgehorcht.

Unsere Entwicklung wurde regelmäßig kontrolliert. Die Untersuchungen hießen U eins, U zwei, U drei und so weiter. Im ersten Lebensjahr wurden wir mehrfach untersucht, dann wurden die Abstände größer. Manchmal war Mutter nach diesen Arztbesuchen sehr besorgt gewesen.

Sie erzählte dann: »Jonathans Kopfumfang ist zu groß. Die Augenbewegungen von Felix sind nicht lebhaft genug. Sophie kann den Ball noch nicht fangen. Frederike ist für ihr Alter zu klein.«

»Vergiss die Us; eins, zwei, drei, vier und fünf, alle zusammen«, sagte Vater. »Es gibt riesige und winzige Menschen, Menschen mit großen und solche mit kleinen Köpfen, stille und lebhafte, dunkelhäutige und hellgesichtige, dicke und dünne, schöne und hässliche. Alle Kinder sind Unikate, Individuen, und sie entwickeln sich nach ihren eigenen Möglichkeiten.«

Wir entwickelten uns. Wir wurden größer. Der Größte von uns ist Jonathan. Er ist auch der Klügste von uns. Schon im Kindergarten fiel er auf, weil er immer seine Häuser mit den Bauklötzen fertigbaute und sie nicht anschließend kaputtmachte und die Bauklötze durch die Gegend warf. Außerdem konnte er das Einmaleins noch vor der Schule. Er konnte auch vor der Schule schon lesen. Aber am meisten interessierten Jonathan die Zahlen und das Rechnen.

Manchmal sagte er: »Lasst mich in Ruhe. Ich muss überlegen. Ich habe ein Problem.«

Felix sagte dann: »Unser Klugscheißer muss wieder drücken!«

Felix war der Dickste von uns. Er aß gern und viel. Das Essen beschäftigte ihn mehr als uns andere. Er wollte jeden Tag wissen, ob es Kartoffeln mit Fleisch und Gemüse gab oder Fisch oder Nudeln, mit was für einer Sauce, und ob es Nachtisch gab.

Felix bereitete sich auf die Mahlzeiten vor wie auf die Mathearbeiten. Er wollte wissen, womit er rechnen konnte. Sein Essen teilte er mit niemandem. Aber sonst war Felix großzügig, und man konnte von ihm alles bekommen, wenn man ihn nett darum bat.

Frederike war die Kleinste. Sie sah aus und benahm sich, als sei sie nicht nur siebenundzwanzig Minuten später geboren, sondern ein paar Jahre jünger als wir anderen. Sie war sehr schüchtern. Oft versteckte sie sich, und wir mussten sie in allen Ecken, unter Betten und Tischen suchen. Und sie redete leise. Wenn sie überhaupt etwas sagte.

Einmal, als unsere Tante Paula sie fragte: »Wie geht es dir, Frederike?«, sah Frederike Jonathan an und flüsterte: »Sag du es!«

»Woher soll ich wissen, wie es dir geht?«, brummte Jonathan. Und Frederike flüsterte: »Jonathan weiß es nicht.«

»Aber du weißt es doch?«, meinte Paula.

»Wenn Jonathan es nicht weiß, kann ich es auch nicht wissen«, antwortete Frederike. Jonathan behauptete, Frederike sei so schüchtern, dass sie sich schon schäme, den Mund aufzumachen. Aber sie machte den Mund auf und redete sogar, auch wenn Fremde manchmal nicht verstanden, was sie meinte. Wir kannten sie und konnten meistens zumindest erahnen, was sie sagen wollte.

Einmal versuchte Frederike, Vater ein Versteckspiel zu beschreiben. Sie sagte: »Ich habe sie versteckt und mich nicht gefunden.«

»Hmm«, meinte Vater und strich ihr über den Kopf: »Das hat was, zweifellos!« Er bewegte den Mund, als müsste er ein neues Gericht kosten und könne nicht entscheiden, ob ihm das schmecke. Er schrieb den Satz später in seinem Heft auf, in dem schon solche Sätze von Frederike standen wie: »Der Schein sonnt so schön«, und »Ein Veilchen ist eine kurze Weile« von Jonathan und »Als Nachttopf gab es Pudding« von Felix und »Gestern waren wir beim Arzt, ich hatte Bronchien« von mir.

Vater schrieb unsere ersten Schreibversuche auf. Er sagte: »Einige Sätze sind Schätze für später.«

Einmal fragte er Mutter: »Meinst du, dass Frederike Legasthenikerin ist? Gibt es so etwas wie Sinndeutungslegasthenie? Ich meine, dass man nicht nur die Buchstaben verwechselt, sondern den Sinn der Sätze nicht versteht.«

»Wenn es eine Sinndeutungslegasthenie bisher nicht gegeben hat, dann gibt es sie jetzt«, antwortete Mutter und lachte. »Vielleicht nannte man sie früher nur anders.«

»Wie denn?«, fragte Vater.

»Das möchtest du nicht hören«, meinte die Mutter.

»Du hast recht«, antwortete Vater. »Ich will es nicht hören. Der Inhalt der Köpfe ist sowieso rätselhaft. Immer staunt man. Hat man selbst eine Sache begriffen, kann man nicht verstehen, dass andere es nicht kapieren. Ist man selbst der Dumme, versteht man nicht, dass andere so viel mehr verstehen.«

Zu mir meinte Mutter einmal: »Unglaublich, was fünf Minuten ausmachen können. Du bist die Erstgeborene und die Vernünftigste von meinen Kindern. Als wärest du viel älter. Auf dich kann ich mich immer verlassen.«

Ich weiß nicht, ob das ein Kompliment ist. Wer will schon vernünftig sein. Aber ich war auch nicht immer vernünftig, ich versuchte nur vernünftig zu wirken. So wie Jonathan versuchte, immer klug auszusehen, auch wenn er bestimmt oft Blödsinn im Kopf hatte, und Felix extra viel aß, weil man es von ihm erwartete. Nur Frederike machte nicht das, was man von ihr erwartete. Weil sie vielleicht gar nicht wusste, was von ihr erwartet wurde.

Die ersten drei Jahre schliefen wir alle in einem Zimmer, dann bekamen Jonathan und Felix unser Gästezimmer, und Frederike und ich blieben in dem ursprünglichen Kinderzimmer.

Mit drei Jahren gingen wir alle in den Kindergarten. Mit sechs in die Grundschule. Wir gingen zusammen hin, wir kamen zusammen zurück.

Morgens wurden wir von Mutter geweckt. Drei von uns rannten ins Badezimmer. Jonathan putzte sich die Zähne, ich wusch mir das Gesicht und Felix kämmte sich die Haare. Dann kam Felix mit Zähneputzen dran, während ich in unser Zimmer lief, um Frederike noch einmal zu wecken. Meist waren wir noch nicht alle mit der Morgentoilette fertig, wenn Mutter »Beeilt euch!« rief.

Wir aßen jeder ein Brötchen mit Quark und Marmelade, Felix zwei. Wir tranken unseren Kakao und packten die Butterbrotdosen in unsere Tornister, gaben Mutter einen Kuss und machten uns auf den Weg zur Schule. Wir lernten, was man uns beibrachte, Jonathan auch mehr.

Wir kamen zurück nach Hause, wo Mutter mit dem Mittagessen auf uns wartete. Wir erzählten ihr, was wir erlebt und gehört hatten, Frederike erzählte, was sie glaubte, gehört zu haben. Wir redeten alle gleichzeitig.

Mutter sagte: »Nur einer spricht, die anderen essen!«

»Und wer hört zu?«, fragte Jonathan.

»Ich«, antwortete Mutter.

Wir machten Hausaufgaben, spielten und stritten miteinander.

Es ging uns richtig gut, fand ich.

Abends erzählte Vater manchmal Geschichten. Er beschrieb uns die Welt in hellen, leuchtenden Farben.

4

Irgendwann hatte Vater angefangen, Latein zu lernen. Er meinte, er brauche die Sprache, um uns später bei den Hausaufgaben zu helfen. Und er hatte zwischendurch auch Zeit dafür, wenn er in seinem Taxi saß und auf Kunden wartete. Vater ist Taxifahrer. Ich weiß nicht, ob er zu viele Kunden und keine Zeit mehr zum Lernen hatte oder einfach keine Lust mehr, auf jeden Fall gab er seine Lateinstudien auf.

Er hatte aber immer *Das Lexikon der lateinischen Zitate* im Auto dabei, und wenn er seine Fahrgäste zum Bahnhof oder auf den Flughafen fuhr, sagte er ihnen zum Abschied: »Carpe diem!« Das heißt: Nutze den Tag!

Wenn er kranke Fahrgäste zum Arzt oder in eine Klinik befördern musste, verabschiedete er sich mit: »Ad manus medici.« Das bedeutet: In die Hände des Arztes. Aber er wiederholte auch viele andere Sprüche. Die meisten seiner Fahrgäste verstanden kein Wort, aber Vater war bei der Übersetzung behilflich.

Als er mit seinen Zitaten angab, sagte Mutter: »Imponit finem sapiens et rebus honestis – auch guten Dingen setzt der Weise Schranken.«

Wir liebten unseren Vater. Wir liebten auch unsere Mutter. Nur anders. Mutter war wie ein ruhiger, vertrauter Ort. Dort war es nicht spannend, aber wir fühlten uns geschützt. Vater erzählte von anderen Orten. Er erfand abenteuerliche Geschichten, in denen wir die Hauptrollen spielten.

Manchmal dachte er sich auch Spiele aus.

Als er sich Gedanken über Frederikes Satzdreherei machte, fiel ihm ein Wortspiel ein, das ihr vielleicht helfen könnte. Er schrieb die Wörter eines langen Satzes in beliebiger Reihenfolge auf, und wir mussten all die Sätze bilden, die mit den Wörtern möglich waren. Frederike sollte dann den Satz aussuchen, der ihr am verständlichsten schien. Manchmal setzten wir alle absichtlich die Worte so zusammen, dass sie keinen Sinn ergaben, aber witzig klangen. Ein Satz sollte heißen: Zwei Kinder gingen in ein Kaufhaus, um sich neue Schuhe zu kaufen, aber sie fanden keine, die ihnen gefielen. Daraus machten wir Sätze wie: Zwei neue Schuhe gingen in ein Kaufhaus, sie fanden zwei Kinder um sich, aber keine, die ihnen gefielen. Oder: Kinder gingen in ein neues Kaufhaus, um sich fanden sie aber keine Schuhe, die ihnen gefielen. Oder: In ein Kaufhaus gingen zwei Kinder, ihnen gefielen neue Schuhe, aber sie fanden keine.

Zu dem Haus, in dem wir wohnen, gehört ein kleiner Garten mit einer alten großen Tanne. Ich habe in der Schule einen Nistkasten gebaut. Der hing in der Tanne und wurde im Frühling und Sommer von einem Kohlmeisenpärchen bewohnt. Sie zogen dort ihre Jungen auf. Einmal in dem Frühjahr, als ich Alice noch nicht angesprochen hatte, in dem Frühjahr, als Mutter mich anguckte und doch nicht sah, stand sie lange am Fenster und schaute in den Garten hinaus. Ich dachte, sie würde die hin und her fliegenden Vogeleltern beobachten, die eifrig den Nistkasten mit Moos und Blättern bestückten. Aber als ich mich neben sie stellte, sagte sie: »Es ist noch gar nicht lange her, als im Garten ein Sandkasten war, und eure Trecker und Plastikeimer und Schaufeln und was ihr sonst nach draußen geschleppt habt, auf dem Rasen herumlagen. Es war so schön, euch beim Spielen zu beobachten.«

»Jetzt wachsen da Blumen, die sind auch schön«, meinte ich.

»Ihr werdet so schnell groß«, sagte sie.

»Überhaupt nicht«, rief ich. »Ich möchte viel schneller wachsen.«

Sie lächelte. »Das wünschen sich Kinder immer. Und alle Eltern glauben wahrscheinlich, dass ihre Kinder zu schnell wachsen, dass sie so plötzlich ausfliegen wie die Kohlmeisenjungen. Ich habe schon Angst vor dem Tag, an dem wir euch nicht mehr vor allen Gefahren schützen können.«

»Das geht doch jetzt auch nicht. Wir sind ja nicht immer zu Hause«, sagte ich. »Und im Haus können wir auch die Treppe runterfallen oder uns an der Herdplatte die Finger verbrennen oder sonst was.«

»Stimmt«, sagte sie und lachte kurz. »Groß genug ist das Haus ja. Ich kann nicht überall gleichzeitig sein.«

Unser Haus hat fünf Zimmer und eine Küche. In der zweiten Etage befinden sich die Zimmer von Jonathan und Felix, von Frederike und mir, das Schlafzimmer von unseren Eltern und Mutters Arbeitszimmer, in dem sie ihren ganzen Schriftkram erledigt. Dort empfängt sie auch ihre Nachhilfeschüler und -schülerinnen. Unsere Mutter ist keine Lehrerin, aber sie unterrichtet die Kinder in Englisch, das sie gut kann. Das Wohnzimmer befindet sich in der ersten Etage. Es ist groß, und dort stehen viele Bücherregale. Auf dem Fußboden stapeln sich die Zeitschriften, die irgendwann einmal gelesen werden sollen. Die Zeitungsartikel, die Mutter für Vater zum Lesen ausgeschnitten hat, und diejenigen, die Mutter Vaters Ansicht nach unbedingt lesen sollte.

Wenn unsere Eltern Besuch hatten, saßen die Leute meistens in der Küche. Wir setzten uns manchmal dazu. Wir mussten dann auf dem Fußboden sitzen, weil am Tisch kein Stuhl mehr frei war. Aber das machte uns nichts aus. Wir fühlten uns auf dem Boden wohl. Wir flüchteten allerdings schnell, wenn Vater anfing, unsere Bilder an den Küchenwänden vorzustellen oder über etwas Witziges zu berichten, das wir angeblich gesagt hatten, als wir drei oder vier Jahre alt waren. Wenn wir den Satz hörten: »Und dieses Kunstwerk hat Jonathan, Felix, Frederike oder Sophie gemalt, als sie erst drei Jahre alt war«, sprangen wir auf und verschwanden nach oben.

Ab und zu gingen wir auch in den Keller und spielten dort Tischtennis oder kramten in den Kartons und begutachteten das Spielzeug, das wir abgelegt hatten. Wir fanden dort auch noch Strampelhöschen oder andere Kleider von früher, als wir klein waren.

Einmal, als ich ein hübsches, weißes Jäckchen fand, es in den Händen drehte und überlegte, wer von uns es wohl getragen hatte, sagte Frederike: »Hab ich geschenkt getragen von Großmutter.«

Und wir wussten, dass Frederike das Jäckchen getragen hatte und es ein Geschenk von Großmutter war. Wahrscheinlich hatte Vater recht. Er sagte einmal: »Man kann jeden Menschen verstehen, wenn man ihn liebt. Und man kann einen Menschen lieben, auch wenn man ihn nicht immer versteht.«

Wir haben Mutter geliebt, auch wenn wir sie nicht immer verstanden damals, als sie uns noch nichts erzählt, nichts über ihre Krankheit gesagt hatte. Und später haben wir sie verstanden, weil wir sie liebten.

5

Ein paar Wochen vor den Sommerferien hatte ich Alice immer noch nicht angesprochen. Ich wusste einfach nicht, was ich ihr sagen sollte. Ich konnte doch nicht einfach sagen: »Darf ich deine Freundin sein?« Sachen, die man am liebsten sagen möchte, sagt man oft nicht. Und Fragen, die man stellen möchte, stellt man auch nicht. Sonst hätte ich Mutter gefragt, warum sie so müde war, dass sie manchmal noch vor uns ins Bett ging.

Ich fragte mich, in welche Schulen wir nach den Ferien gehen würden. Die Hälfte der Antwort kannte ich allerdings schon. Die Schule, die Jonathan und ich besuchen würden, stand seit einem Jahr fest.

»Ihr habt die ganze Grundschulzeit in derselben Schule verbracht. Und soweit ich weiß, hattet ihr kaum Probleme mit den anderen Kindern. Es legt sich auch niemand mit einem Kind an, das drei gleichaltrige Geschwister in der Schule hat. Jetzt kann es für zwei von euch anders werden«, sagte Vater dann eines Abends.

»Müssen wir kämpfen lernen?«, fragte Felix.

»So ähnlich«, meinte Mutter. »Ihr müsst lernen, auch ohne einander auszukommen.«

»Das ist doch nicht schlimm. Wir sind in den Sommerferien auch immer getrennt gewesen. Zwei von uns bei Papas Eltern, zwei bei deinen«, sagte ich. Aber unsere Eltern schienen sich Sorgen zu machen. Hauptsächlich um Frederike und Felix.

Jonathan und ich sollten das Gymnasium besuchen. Felix kam in die Realschule. Für Frederike hatte ihre Lehrerin die Förderschule oder Hauptschule empfohlen. Mutter meinte, sie solle es erst in der Hauptschule versuchen.

Vater sagte: »Gymnasium kommt von Gymnastik. Und Turnübungen gibt es in jeder Schule. Und in allen Schulen wird euch etwas beigebracht. Macht das Beste draus. Denn schließlich, wie heißt es so schön: ›Jeder Vogel singt sein eigenes Lied‹!«

»Ich kann nicht singen«, sagte Frederike. »Und ich gehe nicht allein in die Schule. Allein habe ich Angst.«

»Felix kann dich die ersten Tage hinbringen. Er ist stark, er beschützt dich«, sagte Mutter.

»Vor wem?«, fragte Frederike.

»Gute Frage, wenn die Angst im eigenen Kopf steckt«, antwortete Mutter.

Vater sagte: »Ignoramus et ignorabimus – wir wissen es nicht und werden es nie wissen.«

»Was denn?«, fragte Jonathan.

»Wie man sich oder andere vor der Angst schützen kann«, antwortete er, nahm Mutters Hand und hielt sie fest, während wir weiter über die neuen Schulen sprachen.

Später im Bett dachte ich ans nächste Schuljahr. Ich hoffte, Alice würde auch das Gymnasium besuchen. Und vielleicht würde sie mich fragen: »Willst du meine Freundin sein?« Sie würde bestimmt fragen, falls sie mich als Freundin haben wollte. Sie war ja mutig.

Am nächsten Tag besuchte uns Nils, Vaters Freund. Er kam mit seinem Rucksack, und das hieß, dass er über Nacht bleiben würde. Er brachte uns Süßigkeiten mit. Nils brachte uns immer Süßigkeiten mit.

Mutter sagte zu ihm: »An die Zähne der Kinder denkst du wohl gar nicht!«

»Man muss auch an die armen Zahnärzte denken. Die können doch nicht nur Zahnklammern verschreiben. Die müssen auch bohren dürfen. Sonst verlernen sie es«, antwortete Nils und lachte.

Wir mochten Nils. Er und Vater waren zusammen zur Schule gegangen. Kurz vorm Abitur hatte Vater keine Lust mehr auf die Schule gehabt.

Nils hatte Biologie studiert. Nach dem Studium verbrachte er einige Jahre in Südamerika. Als er wieder nach Deutschland kam, fand er keine Stelle als Biologe und arbeitete als Briefträger oder auch mal als Kellner. Und manchmal hatte er keine Arbeit. Aber Nils kam damit gut klar. Er hatte keine Kinder und musste sich um deren Zukunft nicht sorgen.

Im Augenblick sparte er Geld, um wieder reisen zu können. Er wollte nach Brasilien.

»Im Regenwald gibt es noch eine Menge unentdeckte Pflanzen und Tiere«, erzählte er uns. »Ich träume davon, einen Käfer oder eine Fliege oder einen Schmetterling zu entdecken, ein Tier, das vor mir niemand gesehen hat. Ein Insekt mit meinem Namen – ›Nilsfliege‹ klingt doch gut. Sollten meine Exkursionen sehr erfolgreich sein, gibt es vielleicht eines Tages sogar einen Frederikeschmetterling, einen Jonathankäfer, einen Felixfalter und eine Sophiebiene.«

Als wir beim Abendbrot saßen, sagte er: »Ich habe gehört, dass die Würfel gefallen sind.«

»Ich habe nichts gehört«, sagte Frederike, bückte sich und sah unter den Tisch.

Nils lachte. »Macht nichts, mein Spatz. Solche Sätze hört kein Mensch mehr. Sie sind zu oft wiederholt worden. Was ich sagen wollte, ist: Ihr habt jetzt also entschieden, in welche Schulen ihr nach den Ferien geht.«

»Schulen haben doch mit Würfeln nichts zu tun«, sagte Frederike vorwurfsvoll.

»Na, ein bisschen Glücksspiel ist im Leben immer dabei«, meinte Nils.

»Ich hatte kein Glück«, sagte Frederike. »Ich muss allein zur Schule gehen. Aber ich gehe nicht.«

»Dann wächst in dieser Familie also ein Schulverweigerer heran.«

»Was macht der?«, fragte Frederike.

»Gar nichts«, antwortete Nils. »Zumindest nicht in der Schule. Weil er nicht hingeht.«

»Gar nichts kann man gar nicht machen«, sagte Frederike.

Weil Freitag war, durften wir länger aufbleiben. Später, als wir ins Bett gingen, hörten wir die Stimmen der Erwachsenen aus der Küche.

Als Mutter nach oben kam, wollte ich gerade ins Bad.

Sie sah mich wieder mit diesem Blick an, als sei ich ihr völlig unbekannt. Sie hatte Tränen in den Augen.

»Mama«, sagte ich und schlang die Arme um sie. »Was hast du?«

»Gar nichts. Ich bin nur müde. Ich gehe jetzt ins Bett.«

»Du kannst zuerst ins Badezimmer, wenn du möchtest«, sagte ich.

»Gute Nacht«, sagte sie, ging ins Schlafzimmer und machte die Tür zu. Ich wartete, ob sie rauskam, um sich zu waschen und die Zähne zu putzen. Aber sie kam nicht.

Ich ging ins Zimmer von Jonathan und Felix. Jonathan las.

Ich setzte mich auf die Kante seines Bettes und flüsterte: »Mama ist traurig.«

»Warum das denn?«, fragte er.

Ich zuckte die Schultern. Er las weiter. Ich saß auf der Bettkante und starrte Felix an, der zurückstarrte.

»Warum ist sie traurig?«, fragte Felix. »Was hat sie denn gesagt?«

»Nichts«, sagte ich. »Sie hat gesagt, dass sie müde sei. Aber sie hat sich nicht einmal die Zähne geputzt. Sie ist einfach so ins Bett gegangen.«

»Erwachsene können das. Die fragt ja niemand, ob sie sich die Zähne geputzt haben«, meinte Felix und grinste.

Jonathan legte das Buch zur Seite. »Vielleicht hat Nils etwas gesagt, was sie geärgert hat. Oder Papa.«

Felix sah uns unglücklich an. »Ich bekomme Hunger.«

»Quatsch«, sagte Jonathan. »Du kannst keinen Hunger haben.«

»Hab ich aber!«

»Mutter ist unseretwegen traurig«, sagte ich.

»Was sollen wir denn gemacht haben?«, fragte Jonathan.

»Mama ist traurig, weil ich es nicht aufs Gymnasium geschafft habe und Frederike die Hauptschule besuchen muss«, meinte Felix.

Ich schüttelte den Kopf.

Ich hatte gehört, wie Mutter am Telefon mit Großmutter über die Sommerferien sprach. Ihre Stimme hatte geklungen, als gäbe es zwischen den beiden Probleme. Immer hatten zwei von uns zwei Ferienwochen bei Vaters Eltern, zwei bei Mutters Eltern verbracht. Diesmal schien es nicht zu klappen.

Als ich von dem Gespräch erzählte, meinte Jonathan: »Wahrscheinlich wollte Mama, dass wir alle vier die Ferien zusammen verbringen, jetzt, bevor wir in verschiedene Schulen gehen müssen, und Oma hat gesagt, das sei ihr zu viel, vier Kinder zwei Wochen lang am Hals zu haben.«

»Glaub ich nicht«, sagte Felix. »Oma würde nie sagen, dass es ihr zu viel wird. Sie würde es höchstens denken. Vielleicht reden Papa und Nils über irgendetwas, das Mama traurig macht. Ich könnte ja in die Küche gehen und beim Brotschmieren – nebenbei – horchen, worüber die reden.«

»Du kannst dir nicht nebenbei ein Brot schmieren, wo du gerade fünf Scheiben gegessen hast. Vater rastet aus, wenn er dich nur in der Nähe des Tischs oder Kühlschranks sieht«, meinte Jonathan.

Plötzlich stand Frederike an der Tür und fragte: »Warum schläft niemand?«

»Warum schläfst du nicht?«, fragte Felix.

»Ich hatte Durst. Ich habe mir Wasser geholt. Nils und Vater sitzen in der Küche und reden und rauchen und trinken Bier.«

»Rauchen in der Küche!«, rief Jonathan. Sonst ging Vater immer auf den Balkon zum Rauchen.

»Es stinkt«, sagte Frederike.

»Worüber reden Nils und Papa?«, fragte ich.

»Weiß nicht. Nichts Besonderes, glaube ich. Nur über die Füchse von Andorra.«

»Die Füchse von Andorra!« Jonathan runzelte die Stirn. Er dachte einen Augenblick nach. Dann zuckte er die Schultern. »Kenne ich nicht.«

»Ich auch nicht«, sagte ich.

»Ich auch nicht«, meinte Felix.

»Ich kenne die Füchse auch nicht«, sagte Frederike.

Ich grübelte. Was sollten das für Füchse sein?

»Gibt es denn Andorra?«, fragte ich Jonathan.

»Weiß nicht, guck ich morgen nach.«

»Guck jetzt«, bat ich.

Er machte den Computer an und gab Andorra ein.

Andorra gab es. Und Füchse gab es in Andorra auch.

Am nächsten Morgen sahen Nils und Vater blass aus. Vater trank keinen Kaffee zum Frühstück, dafür eine Menge Wasser. Unser Appetit schien ihn zu verwundern.

Als Felix nach dem dritten Brötchen griff, sagte Vater: »Der Mensch ist nicht auf der Welt, um zu essen.«

»Warum ist der Mensch auf der Welt?«, fragte Frederike.

»Um zu leiden«, stöhnte Nils, der wohl auch einen Kater hatte.

Vater seufzte und sagte zu Frederike: »Frag mich lieber morgen danach, vielleicht fällt mir bis dahin ein Grund ein.«

»Auf jeden Fall sind die Menschen nicht auf der Welt, um zu rauchen«, sagte Jonathan.

»Da hast du recht«, antwortete Vater. »Vielmehr rauchen sie wohl, weil sie nicht wissen, warum sie auf der Welt sind.«

»Und auch, weil es so blöd aussieht, wenn ein erwachsener Mann einen Schnuller im Mund hat«, meinte Nils und lachte.

»Ich höre mir eine CD an«, sagte Frederike.

Jonathan fragte: »Gibt es in Andorra besondere Füchse?«

»Weiß ich nicht«, antwortete Vater und biss vorsichtig in ein trockenes Brötchen.

Auch Nils schüttelte den Kopf.

»Wie kommst du auf Andorra?«, fragte Mutter.

»Nur so«, antwortete Jonathan. »Ich habe gestern zufällig mit Sophie und Felix darüber gesprochen.«

»Ihr habt zufällig über Andorra gesprochen? Seltsame Zufälle gibt es«, sagte Vater und sah uns stirnrunzelnd an.

Jonathan sah Vater aufmerksam an. Ich zuckte die Schultern. Vater sah Felix an. Felix ließ das Brötchen wieder in den Brotkorb fallen.

Wir gingen nach oben. Jonathan fragte mich: »Hast du gemerkt, wie Vater geguckt hat – wegen Andorra?«

Ich nickte. Ich hatte es gemerkt. Aber hatte es etwas zu bedeuten? Vielleicht war er bloß müde von der langen Nacht mit Nils und wunderte sich über alles, was wir sagten oder taten.

Andorra ist ein Zwergstaat in den Pyrenäen, liegt zwischen Spanien und Frankreich und bis gestern Abend wussten wir nicht einmal, dass es so einen Staat gibt. Aber Jonathan hatte im Internet nachgeguckt. Er erzählte, dass in ganz Andorra nur etwas über einundachtzigtausend Menschen wohnten. Unsere Stadt hatte fünfunddreißigtausend Einwohner. Und es ist eine kleine Stadt. Wir versuchten uns einen Staat vorzustellen, der so klein war, dass dort nur etwas mehr als doppelt so viele Leute lebten wie in unserer Stadt.

»Vielleicht wollen sie mit uns auswandern?«, meinte Felix.

»Nach Andorra?«, rief ich ungläubig. »Ich habe noch nie gehört, dass jemand nach Andorra ausgewandert wäre.«

Jonathan lachte. »Weil du überhaupt nicht gewusst hast, dass es Andorra gibt.«

»Du auch nicht«, gab ich zurück.

»Vielleicht verdient man dort als Taxifahrer gut«, meinte Felix.

»Kann sein. Das Taxifahren dort ist ein lebensgefährlicher Job«, behauptete Jonathan. »Wegen der Berge. Es gibt bestimmt nur ganz schmale Wege, und wenn da einem ein anderes Auto in einer Kurve entgegengebraust kommt – rums –, und ein Auto stürzt in den Abgrund.«

»Ich will nicht nach Andorra«, sagte Felix. »Ich hab Höhenangst.«

»Woher weißt du das? Du bist nie höher gewesen als in den Bettentürmen des Klinikums. Und das war bei unserer Geburt. Daran kannst du dich wohl nicht erinnern«, sagte ich und lachte.

Ich musste in die Bibliothek. Ich brauchte neue Bücher.

Frederike wollte mitkommen.

»Du brauchst keine Bücher. Du liest sie eh nicht. Du lässt dir nur vorlesen«, sagte ich sauer.

»Aber du brauchst Bücher«, meinte sie. »Die du mir vorlesen kannst.«

Wir mussten uns beeilen. Die Bibliothek schloss um eins.

In der Bibliothek setzte Frederike sich zu einem vier- oder fünfjährigen Mädchen, das sich Bilderbücher anschaute. Als das Mädchen sie fragte: »Wie heißt du?«, schüttelte Frederike den Kopf und gab keine Antwort.

»Kannst du nicht sprechen?«, fragte das Mädchen.

Frederike machte den Mund nicht auf. Sie schwieg.

»Mama«, rief das Mädchen. »Hier ist ein Mädchen, die stummt.«

»Das heißt, sie ist stumm«, korrigierte Frederike.

»Maamaa«, rief das Mädchen. »Ist sie gar nicht.«

Auf der anderen Seite des Bücherregals, vor dem ich stand, hörte ich jemanden lachen. Ich sah hin. Es war Alice.

»Hallo«, sagte ich.

»Hallo«, sagte sie auch. Dann sah ich mir wieder die Bücher an, und sie ging zur Theke, um ihre Bücher in den Computer eintragen zu lassen. Ich hätte gerne gesehen, welche Bücher sie sich auslieh.

Als wir nach Hause gingen, fuhr ein Taxi vorbei. Frederike und ich winkten dem Fahrer zu. Er winkte zurück.

»Alle Taxifahrer könnten Schriftsteller werden. Sie lernen viele Menschen kennen und hören eine Menge Geschichten. Manchmal kann man in zehn Minuten das ganze Leben eines Menschen erfahren«, behauptete Vater einmal.

»Das können aber keine besonders dicken Romane werden. Solche Zehnminuten-Lebensläufe!«, bemerkte Mutter dazu.

»Einfühlungsvermögen, eigene Phantasie, die Fähigkeit, sich den Rest zusammenzureimen, braucht man natürlich auch dazu«, sagte Vater. »Und Talent zum Schreiben muss man auch haben, und Ausdauer und Zeit und natürlich Geld, um sich den Luxus leisten zu können, die vielen Geschichten, die man gehört hat, niederzuschreiben, anstatt die Leute zu kutschieren und sich immer wieder neue Geschichten anzuhören.«

»Die Auflistung erklärt, warum so wenige Taxifahrer Schriftsteller werden«, sagte Mutter.

Vater seufzte. Eines Tages einen Roman über die Menschen zu schreiben, die er bei seiner Arbeit kennenlernte, war einer seiner vielen Träume.

6

Mutters Schwester Paula liebten wir sehr. Sie war ein paar Jahre älter als Mutter. Wie Nils war sie auch unverheiratet und hatte keine Kinder. Sie mochte aber Kinder, zumindest mochte sie uns. Sie verwöhnte uns zu Weihnachten und an den Geburtstagen und auch an anderen Tagen mit tollen Geschenken, die unsere Eltern uns nicht hätten schenken können, vielleicht auch nicht schenken wollen. Unsere CD-Player oder Markenjeans kamen von Paula. Sie selbst war immer schick angezogen. Oft trug sie lange Röcke und ungewöhnliche Jacken, die ich sonst bei niemandem sah. Paula duftete gut. Sie duftete nach Parfüm, und wenn sie uns zur Begrüßung küsste, rochen wir auch ihren Lippenstift und ein wenig Rauch. Sie war etwas größer als Mutter, hatte braune Haare und braune Augen und einen breiten Mund. Eigentlich sahen Paula und Mutter sich ziemlich ähnlich. Nur, dass Mutter sich nicht schminkte und keine teuren Klamotten trug.

Paula war Psychiaterin. Sie arbeitete in einer Klinik. Sie mochte ihre Arbeit. Wir konnten uns nicht richtig vorstellen, was eine Psychiaterin machte. Außer, dass sie die Menschen untersuchte wie andere Ärzte auch und ihnen Spritzen gab und viel mit den Kranken redete. Das hatte sie uns erzählt.

Einmal sagte Paula zu Mutter: »Es ist schwierig, die kranken Menschen von ihren Wahnvorstellungen und Traurigkeiten zu heilen. Es kommt mir oft so vor, als seien meine Patienten Fische, die ich aus dem Netz zu befreien versuche. Sie zappeln und wehren sich, weil sie Angst haben, und verhaken sich noch mehr in den Maschen. Sie entgleiten meinen Händen, weil ich nicht weiß, wie ich sie anpacken soll, um sie nicht noch mehr zu verletzen. Es ist nicht einfach, aber ich freue mich über jeden Fisch, der dem Netz entkommt, ob nun durch meine Hilfe oder durch eigene Bemühungen. Es ist schön, sie davonschwimmen zu sehen.«

Am ersten Sonntagabend nach Beginn der Sommerferien besuchte Paula uns. Sie kam auch diesmal mit Geschenken.

»Du verwöhnst die Kinder ohne Sinn und Verstand«, sagte Mutter und schüttelte den Kopf.

»Sinn und Verstand könnt ihr ihnen beibringen. Ich bin nur die Tante. In jeder Familie müsste es einen leichtsinnigen Verwandten geben, der die Wünsche der Kinder hemmungslos erfüllt«, meinte Paula und lachte.

Dann sah sie unsere Mutter forschend an und fragte: »Wie geht es dir jetzt? Hast du die Pillen genommen? Helfen sie?«

Mutter zuckte die Schultern.

»Was für Pillen?«, fragte ich.

»Musst du vor den Kindern darüber reden?«, fragte Mutter Paula vorwurfsvoll.

»Ich hätte an deiner Stelle schon längst mit ihnen darüber gesprochen«, antwortete Paula.

»Worüber?«, fragte ich Mutter. »Bist du krank?«

»Nein!«, sagte sie sehr bestimmt.

Ich sah Paula an. Sie sah Vater an. Mutter sah niemanden an.

»Altum silentium«, sagte Vater.

»Was heißt das?«, fragte ich.

»Tiefes Schweigen«, antwortete Paula und schüttelte den Kopf.

Mutter kam zu mir und drückte mich fest. »Mit mir ist alles in Ordnung. Ich brauche nur manchmal ein paar Tabletten wie andere Menschen auch. Lass dir nicht die Freude verderben. Sieh nach, was für ein verrücktes Geschenk Paula dir wieder gemacht hat.«

Meine Geschwister packten ihre Geschenke aus.

Jonathan bekam ein Buch über die Entstehungsgeschichte der Erde, samt der Geschichte aller sieben Kontinente. Und ein T-Shirt, auf dem stand: »Be cool«.

Jonathan bedankte sich und meinte: »Ich bin doch immer cool.«

»Glaubst du«, erwiderte Paula lächelnd.

Felix erhielt ein Buch über Fußball und ein T-Shirt mit einem Fahrrad drauf.

Er grinste und sagte: »Danke, Supertante.«

Einen Fahrradhelm und einen Gutschein für ein neues Fahrrad hatte er von Paula zu Weihnachten schon bekommen. Sein Fahrrad war letztes Jahr ein paar Wochen vor Weihnachten geklaut worden, und er hatte mit dem alten klapprigen Rad von Vater fahren müssen. Bis Paula von seinem Pech erfuhr. Sie wusste immer, was uns fehlte, oder was wir uns wünschten. Und wenn es etwas war, was sie uns schenken konnte, schenkte sie es.

Nur bei Frederike ging das nicht. Frederike wünschte sich schon lange einen Hund. Oder eine Katze. Oder ein Kaninchen. Oder ein Meerschweinchen. Oder einen Wellensittich. Irgendein Tier.

Aber Mutter hatte gesagt, sie wolle keine Tiere im Haus haben.

»Früher hast du dir doch auch Katzen gewünscht«, sagte Frederike oft.

»Ja, aber das war damals, als ich euch noch nicht hatte. Jetzt habe ich euch, und ihr seid mir Katze und Hund genug.«

Frederike bekam ein Buch über Hunde. Das war schon ihr fünftes oder sechstes über Hunde, Katzen und andere Tiere.

Sie war genauso glücklich wie jedes Mal, wenn sie etwas geschenkt bekam.

»Willst du dein anderes Päckchen nicht aufmachen?«, fragte ich Frederike.

»Ich weiß nicht, was drin ist«, sagte sie.

»Deswegen werden Geschenke eingepackt, damit man nicht gleich weiß, was drin ist«, belehrte Jonathan sie. »Mach doch auf.«

Frederike schüttelte den Kopf.

Mutter und Vater begannen den Tisch zu decken. Ich hatte mein Geschenk noch nicht ausgepackt. Es fühlte sich weich an. Paula hatte mich gefragt, was ich mir denn für den Schulanfang auf dem Gymnasium wünschte, und ich hatte gesagt: »Eine rote Jacke mit Kapuze.«

Ich hatte eine solche Jacke in Münster im Schaufenster einer Kinderboutique gesehen und sie Paula beschrieben. Die Jacke war es bestimmt nicht.

Ich ging mit meinem Päckchen nach oben. Wenn ich enttäuscht wäre, würde es niemand sehen. Nach einer Weile würde ich dann nach unten gehen und mich bedanken und sagen, dass ich mich freue, ob mir das Geschenk gefiel oder nicht.

Und dann würde ich Paula fragen, warum Mutter Tabletten nehmen musste.

Es war die Jacke. Genau die rote Jacke. Und sie passte mir. Ich war glücklich. Ich rannte die Treppe hinunter und umarmte Paula.

Ich drehte mich herum und ließ die anderen meine Jacke bewundern.

»Und da behauptet man, Geld mache nicht glücklich!«, sagte Mutter.

»Kurze Freuden«, meinte Paula trocken. »Zum Glücklichsein gehört mehr als ein paar ausgepackte Geschenke.«

Frederike hatte ihr T-Shirt angezogen. »Ich habe einen Hund«, sagte sie.

»Welchen Hund, Schatz?«, fragte Mutter.

»Den Hund«, sagte Frederike und zeigte auf ihr T-Shirt, auf dem ein Beagle gedruckt war.

Mutter runzelte die Stirn. »Du spinnst«, sagte sie zu ihrer Schwester. »Wie soll das Kind je seinen Hundewunsch vergessen, wenn es jeden Augenblick daran erinnert wird?«

»Warum sollte sie ihn vergessen? Es ist doch schön, von etwas zu träumen. Am längsten leben die Träume, die nicht in Erfüllung gehen«, erwiderte Paula und lachte.

»Ein Hund kann sogar fünfzehn Jahre leben«, sagte Frederike.

»Aber ein Traum kann siebzig Jahre oder noch älter werden, so alt wie der Träumer«, sagte Paula.

»In siebzig Jahren möchte ich keinen Hund mehr. Dann bin ich zu alt«, meinte Frederike.

»Weil wir vom Älterwerden sprechen – ich habe auch einen

Traum. Und den möchte ich verwirklichen, ehe ihr erwachsen und auf und davon seid«, sagte Paula. »Ich möchte mit euch allen zusammen Urlaub machen. In diesem Sommer!«

Unter uns Kindern brach ein Jubel aus. Ich vergaß die Tabletten. Ich vergaß alle Fragen. Wir würden verreisen!

Mutter und Vater sahen sich an.

Jonathan und ich sahen uns an.

Andorra!

7

Lauter Wunder geschahen in diesem Sommer. Zumindest ich empfand sie als Wunder. Und später erinnerte ich mich an ein finnisches Sprichwort: »Nach einem langen Lachen kommen die Tränen.« Aber erst kamen die schönen Sachen.

Im Wildgehege von Saerbeck begegnete ich Alice. Endlich sprach ich richtig mit ihr. Nicht nur in Gedanken.

Eigentlich besuchten wir den Tierpark nicht mehr oft. Aber wir hatten Ferien und viel Zeit. Und Frederike war gern dort. Sie freute sich, wenn die Ziegen hinter ihr hertrotteten und um das Tierfutter bettelten, das man am Eingang in Tüten kaufen konnte. Manchmal lief sie auch den Hängebauchschweinen nach und versuchte, eins der Kleinen zu packen.

Jonathan und Felix gingen zum Wolfsgehege, und ich sah mich im Park um.

Alice stand bei den Bisons. Ich ging hin. Irgendwie schien es einfacher, sie hier anzusprechen als in der Schule oder in der Bibliothek. Vielleicht lag es daran, dass Ferien waren. Wenn ich etwas Blödes fragen würde, oder sie mir blöd antwortete, würden wir uns eh nicht so bald wiedersehen.

»Hallo!«, sagte ich.

Sie drehte sich zu mir um und lächelte.

»Hallo«, sagte sie auch.

Ich zeigte auf die Bisons. »Die sind riesig.«

»Ja, aber nicht so groß wie Elefanten«, meinte Alice.

»Nein, so groß nicht.«

Wir sahen wieder die Tiere an.

»Fährst du weg in den Ferien?«, fragte ich.

»Vielleicht«, sagte sie. »Zu meiner Oma oder so. Sie wohnt in Bayern. Und du?«

»Wir fahren nach Finnland«, sagte ich. »Erst wollten wir nach Andorra. Ich meine, ich dachte, wir wollten dahin. Wir haben gehört, dass mein Vater von Andorra sprach, und so glaubten wir, wir wollten nach Andorra. Aber das stimmte nicht. Es ist eine ganz andere Richtung ...«

Ich kam mir doof vor. Warum erzählte ich ihr von Andorra. Ich hätte doch einfach sagen können, dass wir nach Finnland fahren, und dann fragen, ob sie wüsste, wo Finnland lag. Aber das wusste wohl jeder.

»Wo liegt denn Andorra?«, fragte Alice.

»Irgendwo zwischen Frankreich und Spanien«, sagte ich. »Aber wir fahren nicht hin, sondern nach Finnland.«

»Ich weiß«, sagte sie.

»Woher weißt du es?«, fragte ich, weil ich plötzlich dachte, sie hätte es von irgendjemand anderem schon gehört.

»Weil du es gerade erzählt hast«, sagte sie und lachte.

Ich lachte auch. Ich erzählte ihr von dem Buch, dass ich von meiner Tante Paula bekommen hatte, und sagte, da hätte ich gleich gewusst, dass wir nach Finnland führen. Warum sonst sollte Paula mir ein Buch schenken, das in Finnland spielte?

»Ich habe schon Bücher bekommen, die in Afrika spielen. Aber wir sind trotzdem nicht hingefahren«, meinte Alice.

Wir liefen zusammen zu den Wollschweinen und boten den Eseln frisches Gras an. Aber sie wollten es nicht.

»Richtige Esel«, sagte Alice. »Wissen nicht, was gut schmeckt.«

»Bist du allein hier?«, fragte ich.

Sie nickte.

»Mit dem Fahrrad?«

»Klar«, sagte sie und lachte wieder. »Oder glaubst du, ich habe schon einen Führerschein!«

Sie sah sehr schön aus, wenn sie lachte. Alice sah immer schön aus, aber sie sah eher traurig-schön aus. Wenn sie lachte, war sie fröhlich-schön.

»Wir sind auch mit den Fahrrädern hier. Wir können ja zusammen zurückfahren?«

Sie nickte. Und dann erzählte sie mir, dass sie auch aufs Gymnasium gehe, und ich sagte, es wäre toll, wenn wir in dieselbe Klasse kämen, und sie sagte: »Wäre super.«

Als Jonathan, Felix und Frederike uns gefunden hatten und wir beschlossen zurückzuradeln, fragte ich Alice, ob sie auch Geschwister habe. Hatte sie nicht.

Jonathan und Felix guckten Alice neugierig an, Frederike sah auf den Boden.

Auf dem Heimweg fuhr Jonathan auf den geraden Strecken freihändig, und Felix hüpfte auf seinem Sattel auf und ab, als säße er auf dem Rücken eines wilden Pferdes. Sie fuhren weit vor uns. Zwischendurch sahen sie sich um, als seien wir das Publikum, das applaudieren sollte.

»Deine Jacke ist toll«, sagte Alice. Es war die rote, die Paula mir geschenkt hatte.

»Ich habe die Jacke von meiner Tante bekommen. Sie ist Ärztin. Ich meine, sie ist Psychiaterin. Sie hat was mit Irren zu tun«, sagte ich und lachte, weil ich cool wirken wollte.

Alice lachte nicht. Sie sagte gar nichts. Und ich dachte, sie wollte nichts mehr über Paula hören. Vielleicht fand sie es langweilig, dass ich so viel über meine Tante erzählte.

Danach sprachen wir nicht mehr viel miteinander.

An einer Kreuzung vor der Stadtmitte sagte Alice: »Ich muss jetzt geradeaus fahren.«

»Wo wohnst du?«, fragte ich.

Sie zeigte mit der Hand die Richtung an.

»Ich meinte, wenn du mir deine Adresse gibst, schreibe ich dir eine Karte aus Finnland.«

Da lächelte sie wieder. Sie gab mir die Adresse, und ihr Lächeln war fast so fröhlich wie in dem Tiergehege bei den Bisons und den anderen Tieren. Aber nicht ganz.

Ich radelte später an dem Haus vorbei, in dem Alice wohnte. Es war ein großes weißes Einfamilienhaus. Größer als unser Reihenhaus. Ich überlegte, wie viel Zimmer sie wohl hatten und wie sie eingerichtet waren. Alice hatte bestimmt ein großes Zimmer für sich. Die Jalousien waren heruntergelassen, und man konnte nicht hineingucken. Ich sah nur an einem Fenster Licht zwischen den Lamellen durchscheinen.

Wenn Alice in so einem Haus lebte, mussten ihre Eltern reich sein. Obwohl sie nie besondere Klamotten trug. Vielleicht waren ihre Hosen und Jacken trotzdem besonders teuer. Nicht bei Family gekauft, sondern in Münster in einer Boutique, wie meine Kapuzenjacke.

Ich wünschte, der Urlaub in Finnland würde spannend, damit ich Alice etwas Aufregendes zu erzählen hätte. Ich malte mir aus, wie ich einem Bären begegne. Frederike und ich sind im finnischen Wald und suchen Blaubeeren. Ich hocke in den

Büschen. Frederike geht weiter. Plötzlich ruft sie: »Sophie, ein Bär!« Nur einige Meter von ihr entfernt steht ein riesiger Braunbär. Der Bär zieht schreckliche Grimassen.

»Beweg dich langsam rückwärts«, rufe ich leise. »Aber schau dem Bären nicht in die Augen!« Ich starre den Bärenbauch an und gehe auf Frederike zu. Ich nehme ihre Hand. »Ich habe Angst«, flüstert sie. »Brauchst du nicht«, sage ich. »Ich bin ja bei dir!« Der Bär kommt näher. Als er so nah ist, dass ich seine kleinen, kalten Augen erkennen kann, kommt mir eine Idee. Ich stelle unseren Blaubeereimer auf den Boden und lege meine rote Jacke darüber. Der Bär bleibt bei der Jacke stehen und schnuppert. Er riecht die Blaubeeren. Er nimmt die Jacke zwischen die mächtigen Zähne und schüttelt sie hin und her. Dann lässt er die Jacke fallen und fängt an, die Blaubeeren zu fressen. Wir sind gerettet. Und ich kann Alice eine tolle Geschichte erzählen.

Ich fragte Mutter, ob es in der Gegend, wo wir hinfuhren, auch Bären gab.

»Glaub schon«, sagte sie.

»Und was machen wir, wenn wir plötzlich einem Bären begegnen?«, fragte ich.

»Wir werden bestimmt keinen zu sehen bekommen«, meinte Mutter. »Und wenn doch, dann hast du ja ein Abenteuer zu erzählen, wenn wir zurück sind.«

»Ja«, sagte ich düster. »Wenn sie uns nicht vorher aufgefressen haben.«

»Glaube nicht, dass die finnischen Bären auf Menschenfleisch scharf sind. Sie finden doch im Spätsommer genug zu fressen in den Wäldern. Pilze und Blaubeeren soll es dort ja überall geben.«

Ich nahm mir vor, im Wald immer ein paar Blaubeeren zu pflücken.

Über Andorra sprachen wir nicht mehr. Und auch über die Füchse machten wir uns keine Gedanken. Über Mutter auch nicht. Es schien ihr gutzugehen. Sie ging nicht mehr früher als wir ins Bett. Ich sah sie nie irgendwelche Pillen schlucken. Sie war beschäftigt mit den Vorbereitungen für den Urlaub. Sie schrieb Listen der Sachen, die wir mitnehmen mussten, nähte Flicken auf unsere alten Hosen und kaufte bei Aldi oder Lidl Hartwurst und Käse und Kaffee und alles Mögliche ein, weil sie gehört hatte, dass die Lebensmittel in Finnland teuer seien. Sie telefonierte oft mit ihrer Schwester, und Paula mahnte sie jedes Mal, sie solle nicht halb Deutschland mitschleppen, sie wolle doch auch die Spezialitäten des Landes kennenlernen.

Und Mutter antwortete, das könne sie auch. Aber sie wollte nicht auf Paulas Kosten essen, wenn Paula uns schon die Überfahrt bezahlte.

Wir Kinder freuten uns auf die Schiffsreise. Wir waren noch nicht mal auf einem Motorboot gewesen. Wir hatten ein kleines Schlauchboot, das wir mitnehmen wollten, aber Vater meinte, das sei unnötig, da in Finnland zu jedem Haus ein Ruderboot gehöre.

8

Unser großes, altes Familienauto, ein Bulli, der früher als Sammeltaxi gedient hatte und von Vater »Kinderkutsche« genannt wurde, war proppenvoll mit Koffern, Lebensmittelkartons, Weinflaschen, Büchern, Bettwäsche und Handtüchern in allen Größen und Farben.

Mutter und Vater saßen vorne, Jonathan und Felix auf den mittleren, Frederike, Paula und ich auf den hinteren Sitzen.

Unser Reiseproviant befand sich auf dem leeren Sitz zwischen Jonathan und Felix. Das war ein Fehler. Wir waren keine dreißig Kilometer gefahren, als schon die Hälfte der Butterbrote aufgegessen und eine Flasche Orangensaft leer war.

Jonathan und Felix stritten sich um die letzte Banane.

Mutter kümmerte sich nicht darum, was hinter ihrem Rücken passierte. Sie fragte Vater besorgt: »Ist da nicht ein merkwürdiges Geräusch im Auto? Irgendetwas klappert doch.«

Vater horchte. Dann schüttelte er den Kopf. »Ich höre nichts Besonderes. In dieser Karre klappert halt alles ein wenig. Ist schließlich elf Jahre alt. Mach dir keine Sorgen, der Wagen war vor zwei Wochen zur Inspektion.«

Aber Mutter horchte weiter auf die Autogeräusche und beobachtete nervös den Verkehr auf der Autobahn.

Jonathan und Felix holten ihre Sudoku-Hefte aus dem Rucksack, Paula las Frederike aus dem Buch *Wir Kinder von Bullerbü* vor, und ich sah aus dem Fenster, ohne etwas zu sehen.

Ich dachte an Alice und wie es wäre, ein Einzelkind zu sein.

Ob Einzelkinder viele Freunde und Freundinnen haben? Und wer wohl die beste Freundin von Alice war? Und wie es auf dem Schiff wohl sein würde? Ob es schaukeln und jemand von uns seekrank würde?

Und ich dachte an die Kinder von unseren Vermietern in Finnland, die fast in unserem Alter waren. Würden sie mit uns spielen? Paula war mit der Mutter der Kinder befreundet. Sie hatten sich im Studium kennengelernt. Aber das war natürlich schon lange her. Ihre finnische Freundin war Kinderärztin geworden. Was machten wohl die Eltern von Alice? Warum fuhr Alice nicht in den Urlaub? Fast alle Kinder fuhren in die Ferien. Wir waren die Einzigen, die ich kannte, die nie verreisten. Bis jetzt.

Vor Rostock gerieten wir in einen Stau, und Mutter geriet in Panik. Immer wieder sah sie auf die Uhr und stöhnte: »Wir verpassen unser Schiff. Was machen wir bloß, wenn wir das Schiff verpassen!«

»Die anderen wollen wahrscheinlich auch aufs Schiff«, beruhigte Vater sie. »Wenn so viele auf der Strecke festsitzen, wird das Schiff schon auf uns warten.«

Aber wir kamen nicht zu spät, und das Schiff musste nicht auf uns warten. Dagegen mussten wir noch zwei Stunden im Hafen sitzen und warten, bis wir hineinfahren durften.

Zuerst mussten die Autos rausfahren, die aus Finnland kamen.

»Wir haben es gut«, sagte Jonathan. »Bei den anderen ist der Spaß schon vorbei. Unserer fängt erst an.«

Das Schiff war sehr groß. Unsere Kabinen waren sehr klein. In der einen schliefen Mutter, Vater, Jonathan und Felix, in der zweiten Paula, Frederike und ich. Links und rechts waren die Betten, eins oben, das andere unten. Zwischen den Betten befand sich ein kleiner Tisch, und wenn man in die Kabine reinkam, war sofort links die Tür zum Bad. Rechts stand noch ein winziger Schreibtisch und davor ein Stuhl.

Es gab eine Menge Kabinen auf dem Schiff und viele schmale Gänge.

Aber wir lernten schnell, uns zu orientieren. Wir wussten, dass sich auf der vierten Etage die Restaurants befanden, auf der fünften die Geschäfte, und ganz oben war das Panoramadeck und eine Bar. Von der fünften Etage kam man auf das Schiffsdeck.

Vater stritt sich mit Paula darüber, wo wir essen sollten. Paula war für ein Büfettrestaurant, wo man sich von allem etwas nehmen und so viel essen konnte, wie man Hunger oder Appetit hatte. Mutter und Vater waren dagegen. Sie fanden das Restaurant zu teuer. Sie wollten lieber in den Selbstbedienungsimbiss, in dem man Brote und Kaffee und Saft bekam.

»Wir sind nicht hier, um zu fressen. Ich will mich nicht stundenlang in einem übervollen Saal aufhalten und meinen Bauch vollschlagen«, meinte Vater.

Mutter sagte nichts.

»Ich möchte euch einladen!«, sagte Paula.

Felix hatte sich in dem Restaurant umgesehen. Seine Augen glühten vor Sehnsucht: »Mama, das hast du noch nicht gesehen. Die haben alles, einfach alles! Fische und Fleisch und Kartoffeln und Nudeln und vier Sorten Nachtisch und – ganz tolle gesunde Salate auch.«

Mutter schüttelte den Kopf. »Schon deinetwegen müssen wir dieses Restaurant meiden.«

»Ich hätte aber auch Lust dazu«, sagte Jonathan. Jonathan äußerte selten irgendwelche Wünsche. Schon gar nicht, wenn es ums Essen ging.

»Na also«, sagte Paula.

Vater zuckte die Schultern und versuchte so auszusehen, als sei er ganz und gar gegen solche Verschwendung und sehr verwundert über die Gefräßigkeit seiner Familie.

»Nur im Interesse des allgemeinen Friedens komme ich mit«, betonte er.

Wir fanden einen Tisch, und kaum hatten wir uns hingesetzt, als Vater aufsprang. »Ich muss einen Blick aufs Büffet werfen. Man will ja wissen, warum das so etwas Besonderes sein soll.«

Felix folgte ihm.

Als Felix zurückkam, hatte er erstaunlich wenig auf dem Teller.

»Mehr war da nicht?«, fragte Jonathan.

»Massig«, antwortete Felix. »Ich konnte mich nicht so schnell entscheiden.«

Vaters Teller war voller. Sehr voll.

»Der Fahrer muss sich stärken«, meinte er und machte sich über den Lachs, das Brot und die Salzgurken und Rote Beete her.

Allen schmeckte es. Nur Mutter stocherte in den Häppchen auf ihrem Teller herum, als könnte sie das Stück nicht finden, das sie sich ausgesucht hatte.

»Das meiste habe ich mit den Augen gegessen. Manchmal ist der Magen einfach zu klein«, seufzte Felix, als wir das Restaurant verließen.

»Deiner nicht!«, sagte Jonathan.

Wir gingen noch ein wenig draußen auf und ab. Weit konnte man natürlich nicht gehen, und verlaufen konnte man sich auf dem Deck auch nicht. Aber plötzlich merkten wir, dass Frederike fehlte. Wir suchten nach ihr in zwei Richtungen. Jonathan, Felix und ich liefen die Runde von links, Mutter, Vater und Paula fingen rechts an. Bei den Rettungsbooten trafen wir wieder zusammen. Aber Frederike hatten wir nicht gefunden.

»Mein Gott!«, rief Mutter. »Hoffentlich ist ihr nichts passiert!«

»Was soll ihr denn passiert sein?«, sagte Vater. »Hier kann man nun wirklich nicht verlorengehen.«

Mutter schwieg. Wahrscheinlich wusste sie auch nicht genau, was passiert sein könnte. Sie hatte einfach Angst. Wie sie oft Angst um uns hatte.

Wir suchten weiter, in den Restaurants und in den Geschäften, aber sie war nirgends. Dann gingen wir zur Rezeption.

»Wir haben unser Kind verloren«, sagte Mutter zu der Frau dort.

»Wir haben sie nicht verloren«, erklärte Vater. »Aber sie ist das erste Mal auf so einem Schiff und hat sich wahrscheinlich verlaufen.«

»Wie alt Kind?«, fragte die Frau.

»Zehn«, antwortete Mutter.

Die Frau lächelte. »No problem«, sagte sie. »Kein Kleinkind.«

»Frederike hat sich bestimmt in einem der Rettungsboote versteckt«, meinte Felix.

»Sie versteckt sich doch schon lange nicht mehr«, sagte Mutter.

»Sie hat die Kabinennummer vergessen und versucht jetzt verzweifelt mit ihrer Schlüsselkarte in eine fremde Kabine reinzukommen«, vermutete Jonathan.

»Wie alt ist Ihr Kind?«, fragte jetzt ein Mann an der Rezeption.

»Zehn Jahre«, antwortete Mutter. »Unsere Kinder sind alle zehn Jahre alt!«

Der Mann sah Mutter ungläubig an und lächelte steif.

»Es sind Vierlinge«, erklärte Vater ihm.

»Ach!«, rief der Mann. »Das erklärt alles!«

»Alles nicht«, sagte Paula. »Wir wissen immer noch nicht, wo das vierte Kind steckt.«

»Einem zehnjährigen Kind kann nichts passiert sein«, behauptete der Mann zuversichtlich, als sei man ab dem zehnten Geburtstag vor jeder Gefahr geschützt.

Wir machten uns wieder auf die Suche.

Wir fanden Frederike dort, wo wir sie am wenigsten vermutet hätten. Auf der Tanzfläche des Restaurants. Sie hielt ein anderes Mädchen an den Händen fest, und die beiden wirbelten zwischen den erwachsenen Paaren herum, die Wange an Wange einen langsamen Walzer tanzten.

Als Frederike uns bemerkte, winkte sie uns fröhlich zu.

In der Kabine war es sehr heiß. Ich wälzte mich im Bett und hörte die Maschinen des Schiffs und malte mir aus, wie es wäre, wenn das Schiff plötzlich sinken würde. Ich rettete eine Menge Menschen, bevor ich einschlief. Am nächsten Morgen war mein erster Gedanke, Alice vom Schiff aus eine Karte zu schicken.

Ich hatte gesehen, dass auf dem Schiff ein Briefkasten war, und Karten gab es auch zu kaufen. Auf vielen Postkarten war Helsinki zu sehen, aber so ein Bild wollte ich nicht schicken. Wir hatten ja Helsinki noch gar nicht gesehen.

Wir frühstückten, und dann gingen wir alle aufs Deck, um zu sehen, ob schon Land in Sicht war. Aber wir sahen nur Wasser und ganz weit weg ein anderes Schiff, das in die Richtung steuerte, aus der wir kamen.

Wir kauften uns Lakritze und Kaugummis im Schiffsladen, und ich kaufte eine Karte mit einem Bild von unserem Schiff. Dann setzte ich mich an einen Tisch und überlegte, was ich Alice schreiben könnte. Erst schrieb ich ihre Adresse und klebte die Briefmarke drauf. Dann schrieb ich unsere Urlaubsadresse, falls sie mir schreiben wollte, und es blieb nicht mehr viel Platz, überhaupt irgendetwas zu erzählen. Ich schrieb einfach: »Mit diesem Schiff fahren wir. Es ist schön hier. Unsere Adresse in Finnland, falls du mir schreiben möchtest. Liebe Grüße von Sophie.«

Als wir uns Helsinki näherten, trommelte Vater uns zusammen. Die Treppe zum Autodeck war voll von Menschen, die zu ihren Wagen wollten. Die Aufzüge waren auch voll. Wir standen auf den Treppen und warteten, dass die Schlange sich vorwärtsbewegte.

Ich hörte ein paar deutsche Sätze, aber die meisten redeten in Sprachen, die ich nicht verstand. Wahrscheinlich Finnisch oder Estnisch oder Schwedisch oder Russisch. Und ich dachte, dass wir jetzt unter Menschen sein würden, die wir nicht verstanden und die uns nicht verstehen konnten.

9

Von Helsinki, der finnischen Hauptstadt, sahen wir nur ein paar Straßen und Häuser im Vorbeifahren.

»Städte kommen erst auf der Rückreise ins Programm, jetzt möchte ich möglichst schnell zu dem See und unserem Häuschen«, sagte Vater.

Er hatte eine Finnlandkarte, aber Paula meinte, die brauche er nicht, weil sie ja den Weg kenne. Schließlich sei sie schon zweimal dort gewesen.

Nachdem wir uns dreimal verfahren hatten, hielt Vater auf einem Parkplatz und holte die Karte aus seinem Rucksack. Felix stieg aus dem Auto, um zu pinkeln.

»Wo bleibt der Bursche?«, fragte Vater und trommelte ungeduldig auf das Lenkrad. Er hatte sich die Strecke auf der Karte eingeprägt und wollte jetzt weiterfahren.

»Vielleicht haben die Bären ihn aufgefressen«, sagte ich.

»Eher er sie«, meinte Jonathan.

Felix trat sehr langsam aus den Büschen. Er hatte etwas in der Hand. Himbeeren.

»Du würdest wahrscheinlich sogar in einer Wüste was zu essen finden«, sagte Vater und schüttelte den Kopf.

Wir fuhren durch riesige Wälder, und immer wieder sahen wir zwischen den Bäumen etwas Blaues schimmern. Überall lagen Seen. Paula und Vater zeigten nach links und nach rechts und riefen: »Guckt mal! Seht euch das an! Ist das nicht phantastisch?« Manchmal hielt Vater an, um Fotos zu machen.

»Hab ich euch nicht gesagt, dass euch das Land gefallen wird?«, bemerkte Paula stolz, als sei Finnland ihre Erfindung.

Jonathan und ich grinsten uns an.

Plötzlich sagte Frederike: »Ich habe eben einen Elch gesehen.«

Sie sagte es, wie sie alles sagte, wenn sie überhaupt etwas erzählte, als sei es völlig unwichtig, als wolle sie nur ausprobieren, ob ihre Stimmbänder noch funktionierten.

»Waas!«, rief ich.

»Woo?«, fragte Felix.

»War bestimmt ein Pferd«, meinte Jonathan.

»Hast du wirklich einen Elch gesehen, Schatz?«, fragte Mutter.

Frederike nickte.

»Fahr ein Stück zurück«, sagte Mutter zu Vater.

Vater fuhr langsam rückwärts. Kein anderes Auto war zu sehen, weder hinter noch vor uns.

Nach einer Weile zeigte Frederike aus dem Fenster und sagte: »Der steht immer noch da. Der hat gewusst, dass wir zurückkommen.«

Es war ein Elch! Er stand am Rand eines Feldes, weit weg von uns, aber nah genug, dass man ihn erkennen konnte. Vater parkte den Wagen und suchte hektisch nach seinem Fernglas, wollte gleichzeitig aber auch ein Foto schießen und uns ruhig halten, damit wir nicht aus dem Auto stiegen und das Tier verscheuchen würden, ehe er es fotografiert und durch sein Fernglas beobachtet hatte.

»Der Elch sieht aus wie ein Pferd mit Hörnern«, sagte Frederike.

»Geweih«, korrigierte Vater Frederike. »Elche haben ein Geweih.«

»Weiß ich«, antwortete Frederike.

»Und warum sagst du es dann nicht?«, fragte Vater.

»Hörner klingt gefährlicher«, meinte Frederike.

Ich beschrieb Alice den Elch – in Gedanken.

Die letzten Kilometer fuhren wir auf einem schmalen Waldweg mit vielen Schlaglöchern.

Ich bestaunte die moosbedeckten Steine. Sie sahen aus, als würde unter jedem Stein ein Waldgeist wohnen.

»Da!«, rief Jonathan plötzlich begeistert. »Das ist ja ein Riesenhaus!« Er zeigte auf eine gelbe Holzvilla, die am Ende des Weges stand.

»Ist das unser Häuschen?«, fragte Felix.

Paula schüttelte den Kopf. »Das ist das Haus von Anneli und Jorma.« Anneli und Jorma waren unsere Vermieter.

»Anneli kommt«, sagte Frederike. Eine große dicke Frau mit wehenden blonden Haaren kam aus dem Haus und eilte uns entgegen. Sie winkte uns zu und zeigte dann, wo wir den Wagen parken konnten.

Wir stiegen aus, und Paula umarmte Anneli. Dann stellte sie Mutter und Vater und uns Kinder vor. Wir gaben Anneli die Hand, und sie sagte: »Herzlich willkommen!«

Sie bat uns ins Haus. Paula zog ihre Schuhe auf der Veranda aus, und wir anderen folgten ihrem Beispiel. Ich hatte in der linken Socke ein Loch. Die große Zehe guckte raus. Ich zog an der Socke, bis man das Loch nicht mehr sah, und klemmte die Sockenspitze unter die Zehen. In Finnland musste man immer darauf achten, das man heile Socken trug. Das würde ich mir merken.

In der Küche war der Tisch gedeckt, und es duftete nach frischem Brot.

»Riecht lecker! Haben Sie das Brot selbst gebacken?«, fragte Felix.

»Habe ich«, antwortet Anneli. »Wir machen alles so weit wie möglich selbst. Nun setzt euch bitte. Ich stelle gleich die Kaffeemaschine an. Jorma und die Kinder kommen bestimmt auch bald. Sie sind in das Wald gegangen, um für euch ein paar Blaubeeren zu suchen.«

»Das ist aber nett«, sagte Mutter.

»In den Wald«, korrigierte Jonathan.

»Jonathan!«, flüsterte Mutter und sagte zu Anneli: »Sie sprechen phantastisch Deutsch.«

»Ich habe ja ein paar Jahre in Deutschland studiert«, meinte Anneli.

Die Küche war fast so groß wie unser Wohnzimmer. In der Mitte stand ein langer Tisch mit Bänken an den Längsseiten, und Stühlen an den Enden. Wir setzten uns auf die Bank. Alle auf eine Seite. An einer Wand stand ein riesiger Holzherd, der Hitze ausstrahlte, weil das runde dunkle Brot, das auf dem Tisch neben vielen anderen Broten lag, darin gebacken worden war. Der Tisch war reichlich gedeckt. Es gab Wurst und verschiedene Sorten Fisch, Käse, Salzgurken und Rote Beete, Hefeteilchen und einen Sandkuchen und Plätzchen. Es sah aus wie eine kleine Kopie des Büfetts auf dem

Schiff. Ich überlegte, ob die Finnen immer so viel aßen und tranken.

Auf den Holzdielen lagen bunte Flickenteppiche, aber vor den Fenstern hingen keine Gardinen. Aus dem einen Fenster hatte man den Blick auf den Wald, aus dem anderen zum See. Aus dem Wald kamen ein großer, dünner Mann und drei Kinder.

Die Kinder hießen Salla, Simo und Solveig. Salla war zwölf, Simo zehn und Solveig neun Jahre alt.

Jorma sprach auch Deutsch. Sehr korrektes Deutsch. Er war Deutschlehrer.

Die Kinder und er setzten sich an den Tisch, auf die gegenüberliegende Bank. Salla, Simo und Solveig starrten uns an. Wir starrten zurück.

Paula und Vater erzählten von der Reise und unterhielten sich dann über die Wettervorhersagen für die nächsten Tage. Mutter sagte nichts. Sie schaute zum See.

Wir langweilten uns. Sogar Felix, weil er genug gegessen hatte.

»Geht doch mit den Kindern zum See«, sagte Anneli zu ihren Kindern. Ich lächelte. Sie hatte vergessen, dass ihre Kinder kein Deutsch sprachen. Aber die Kinder verstanden wohl, was sie meinte. Sie standen auf und bedeuteten uns zu folgen.

Der See war fast so groß wie ein Meer. Rechts und links in der Ferne sah man kleine und große Inseln. Die Wellen schlugen träge auf die Steine am Strand. Der Strand war flach, und wo keine Steine lagen, war er mit Sand bedeckt. Ein idealer Badestrand.

»Super!«, rief Felix begeistert. »Toll!«, sagten auch Jonathan, Frederike und ich.

Jonathan nahm einen flachen Stein in die Hand und versuchte ihn über das Wasser hüpfen zu lassen. Der Stein sprang zweimal. Simo nahm sich auch einen Stein und warf. Sein Stein sprang fünfmal, ehe er im Wasser verschwand. Jonathan zuckte die Schultern und steckte die Hände in die Hosentaschen. Dann nahm er die Hände wieder raus und machte mit den Armen Schwimmbewegungen und fragte ganz langsam und betonte jedes Wort einzeln: »Könnt ihr gut schwimmen? Schwimmen? Gut? Spitze? Weit?«

Salla, Simo und Solveig lächelten ihn an.

»Scheiße«, stöhnte Jonathan. »Besser kann man das nicht zeigen. Versteht doch jeder Dummkopf.«

Salla, Simo und Solveig lächelten.

Jonathan suchte sich noch einen Stein und sagte zu Simo: »Noch einmal werfen? Stein weerffeen.« Er warf seinen Stein. Der sprang weiter als sein erster und hüpfte dreimal. Simo nickte anerkennend.

Dann entdeckte Felix ein Ruderboot, das am Steg befestigt war und auf den Wellen schaukelte.

Er machte Ruderbewegungen mit den Armen und zeigte auf das Boot.

»Wir rudern? Boot nehmen, Wasser, rudern?«

»Wirr können schwimmen, wirr können rrudern, wirr können machen, was ihrr wollt«, sagte Salla plötzlich.

Jonathan grinste verlegen. »Du kannst Deutsch?«

»Wir sprechen alle Deutsch«, sagte Salla. Simo nickte.

»Nicht gut«, sagte Solveig und lächelte dabei Frederike an.

Ich lächelte Salla an und fragte neugierig: »Warum fangen eure Vornamen alle mit S an?«

»Weiß nicht. Aber Großmutters Name Salla, ein Großvater heißt Simo und eine Großmutter Solveig.«

Ich wollte sie noch viel fragen. Aber ich kam nicht dazu. Wir kamen weder zum Rudern noch zum Schwimmen, noch zum Reden, weil Mutter uns rief. Wir wollten zu unserem Häuschen fahren.

Es lag einen Kilometer von dem großen Haus entfernt. Links und rechts des schmalen Waldwegs wuchsen Blaubeeren. Und sie waren reif. Ich überlegte, ob Alice schon mal Blaubeeren gegessen hatte.

Ich hatte noch nie welche gegessen.

Unser Strand war auch schön, und wir hatten auch einen Steg und ein Holzboot, und das Holzhaus war auch gelb gestrichen. Ein Häuschen war es nicht. Nur nicht ganz so groß wie das Haus von Anneli und Jorma. Unten waren zwei kleine Zimmer und eine Küche, und oben gab es auch zwei kleine Zimmer. Fünf Meter vom Strand entfernt stand ein kleines rotes Häuschen. Es war die Sauna.

Wir rannten vom Haus zur Sauna und zurück zum Haus. Wir erkundeten das Grundstück, das uns riesig vorkam. Um das gelbe Haus wuchsen Kiefern. Es gab auch eine Wiese, die gemäht war. Ideal für Federball oder Fußball.

Als wir unsere Koffer und Taschen ausgepackt hatten und alle zusammen am Ufer standen und den Wellen zusahen, sagte ich: »Der See und die Inseln sehen fast genauso aus wie der andere See, an dem Anneli und Jorma ihr Haus haben.«

Paula lachte. »Es ist derselbe See. Der große Saimaasee.«

Wir konnten jeden Tag schwimmen. Und rudern. Wir versuchten sogar zu angeln, aber es gefiel uns nicht. Frederike taten die Würmer leid, die Salla, Simo und Solveig als Köder benutzten. Felix fand es langweilig, auf einer Stelle zu stehen und darauf zu warten, dass ein Fisch anbiss, und ich hatte Angst, dass tatsächlich ein Fisch anbeißen würde. Ich dachte plötzlich an Paulas Patienten. Wie sie erzählt hatte, dass sie wie Fische seien, die sich in einem Netz verfangen haben.

Jonathan fing einen Fisch, mochte ihn aber nicht töten, und so ließen wir das Angeln sein. Wir sahen lieber zu, wie die Möwen in den See stürzten und sich Fische holten. Es gab auch Prachttaucher, sie verschwanden plötzlich unter Wasser und erschienen weit entfernt wieder an der Oberfläche. Auch sie ernährten sich von den Fischen. Manchmal kam eine Singschwanfamilie mit sechs Jungen ganz nah am Ufer vorbeigeschwommen, als wollten die Schwaneneltern uns ihre Kinder vorstellen.

Von den Vögeln kannten Salla, Solveig und Simo nur die finnischen Namen.

Dadurch lernten wir, dass der Schwarzspecht auf Finnisch »palokärki« heißt und der Dompfaff »punatulkku«. Und wir wollten wissen, wie die Plagegeister, die Mücken, auf Finnisch hießen. Sie hießen »hyttynen«, und ich fand, »hyttynen« klang gar nicht nach einem stechenden kleinen Plagegeist. Die Kinder vom großen Haus brachten uns auch einige andere Tiernamen und finnische Wörter bei, und wenn wir sie aussprachen, lachten sie, so wie wir über ihre Aussprache lachen mussten. Sie rollten das R komisch und verwechselten fast immer die Artikel. Sie sagten »Sein«, wenn sie Schein meinten, und »Schonne«, wenn sie von der Sonne sprachen. Die Stadt war für sie »der

Stadt« und der Baum »die Baum«. Und wir verstanden uns hervorragend.

Wir spielten fast jeden Tag mit den Kindern von dem großen Haus. Wir mochten sie, nachdem wir uns damit abgefunden hatten, dass sie alles besser konnten als wir. Sie schwammen weiter, sie liefen schneller, sie sprachen nicht nur Deutsch, sie konnten auch schon Englisch. Sie spielten Klavier und Gitarre, sie hatten sogar selbst Gitarren gebaut. Sie kletterten auf die Bäume wie Affen und konnten Trecker fahren.

Vater machte mit Jorma Wanderungen durch den Wald, sie warfen die Netze zusammen in den See und fingen die Fische, die wir nicht hatten angeln wollen. Paula war oft mit Anneli zusammen. Sie waren ja Freundinnen und sahen sich nicht sehr oft. Mutter ruderte manchmal zu einer der kleinen Inseln im See. Als ich sie das erste Mal allein im Boot sitzen sah, war ich unruhig. Ich lief am Strand hin und her und schaute ihr nach. Vater war bei Anneli und Jorma. Er kam mit ein paar Heringen zurück.

»Warum rennst du hier ruhelos herum wie ein Hund, der auf sein Herrchen wartet?«, fragte er mich.

»Ich warte auf Mama«, antwortete ich.

Er schaute über den See. Mutter ruderte um die Insel, als suche sie einen Platz, wo sie anlegen konnte.

»Ja«, sagte ich, weil Vater nichts sagte, »und was ist nun mit Mama?«

»Was meinst du?«, fragte er zurück.

»Mit den Tabletten und so?«

»Ach so, das meinst du«, antwortete Vater. »Es ging ihr nicht so gut. Sie war ein wenig müde und niedergeschlagen, aber es geht ihr schon besser. Wir lassen sie einfach in Ruhe. Sie möchte allein sein, die Natur genießen und Kräfte sammeln. Es ist auf jeden Fall besser, wir fragen sie nicht zu viel.«

»Ich habe sie doch gar nicht gefragt«, sagte ich.

»Aber ich«, sagte Vater und lächelte. »Ich frage sie ständig, ob es ihr gutgeht.«

»Und was sagt sie dann?«

»Dass ich sie nicht ständig fragen soll. Sie würde es schon sagen, wenn es ihr schlechtgeht.«

Ich wartete so lange am Ufer, bis Mutter zurück war und das Boot am Steg festgemacht hatte.

»War das Rudern schön?«, fragte ich.

»Sehr schön, mein Schatz. Ich habe ja gar nicht geahnt, was für eine kräftige Frau ich bin. Ich hätte ohne Probleme noch einige Kilometer geschafft«, antwortete sie und lächelte. »Auf wen wartest du?«

»Ich guck nur, sieht alles so schön aus«, antwortete ich.

»Stimmt. Wunderbar, so in die Natur eingebettet zu leben.«

Wir gingen zusammen ins Haus.

Jonathan und Felix freundeten sich mit Simo an. Sie streunten zusammen durch die Wälder, schnitzten sich Pfeil und Bogen, suchten nach Elch- oder Bärenspuren.

Solveig und Frederike kamen auch gut zusammen aus. Besonders gern spielten sie Theater. Sie zogen sich Tier- und andere Kostüme an, die Anneli für Märchenaufführungen genäht hatte, und spielten die Figuren; sie quakten wie Frösche und brummten wie Bären.

Einmal wollten sie uns ein Theaterstück vorführen. Wir saßen auf dem Rasen vor dem großen Haus. Solveig und Frederike hatten auf der Veranda eine Bühne aufgebaut – zwei alte Sessel hingeschleppt und sie mit einem roten und einem blauen Stoff zugedeckt. Solveig saß auf dem roten Sessel. Sie spielte die Prinzessin. Ihr Kleid war aus rotem Tüll, und sie trug eine kleine goldene Krone auf dem Kopf. Frederike war der Prinz. Sie hatte eine blaue Samthose an und eine blaue Jacke mit weißem Spitzenkragen, und auch sie trug eine Krone.

Frederike und Solveig saßen auf den Sesseln, baumelten mit den Beinen und schwiegen.

»Fangt an!«, mahnte Vater. »Wir sind schon sehr gespannt.«

Frederike sah Solveig an und sagte: »Du fängst an!«

»Du!«, sagte Solveig.

Frederike stand auf und ging zu Solveig. »Du musst Hilfe rufen!«, flüsterte sie so laut, dass wir es alle hören konnten.

»Du musst Hilfe rufen, du musst Hilfe rufen!«, rief Solveig.

»Nein!«, rief Frederike. »Du! So: ›Hilfe! Hilfe!‹«, machte sie es vor und setzte sich wieder.

Solveig rief: «Hilfe! Hilfe!«

»Was ist denn?«, rief Frederike zurück.

»Ich – ich weiß nicht?«

»Entführt«, flüsterte Frederike.

»Ich entführt«, jammerte Solveig.

»Warte, ich rette dich!«, rief Frederike, bewegte sich aber nicht von ihrem Sessel.

Es fiel uns schwer, nicht zu lachen.

»Kommen!«, rief Solveig.

»Wohin?«, fragte Frederike zerstreut.

Wir konnten uns nicht mehr beherrschen. Vater wischte sich die Lachtränen aus den Augen und meinte: »Vielleicht sollten wir das Theaterstück erst einmal aufschreiben. Ihr braucht einen Text.«

»Wir haben Text«, sagte Frederike. »Aber Solveig kann kein Deutsch.«

»Ich kann, ich kann Deutsssch!«, schrie Solveig. »Aberr du rretten nicht.«

»Das heißt, du rettest mich nicht! Und ich kann dich nicht retten, wenn du nicht richtig Deutsch sprichst. Retten kann man nur, wenn man jemanden versteht. Verstehst du?«, antwortete Frederike. Beide fingen an zu weinen. Solveig warf sich auf den Boden, und Frederike machte es ihr nach.

Anneli schüttelte den Kopf und sagte: »Itku pitkästä ilosta!« Sie sah uns an. »So sagt man hier: Nach einem langen Lachen kommen die Tränen.«

»Keine Tränen mehr!«, sagte Vater. »Jetzt gibt es Applaus für die beiden Mimen!«

Ich ruderte manchmal mit Salla auf dem See. Sie sprach langsam und überlegte immer genau, was sie sagte. Dadurch klang sie wie eine Erwachsene, auch wenn sie Fehler machte und mit den Artikeln nicht besser zu Rande kam als Simo und Solveig. Sie war zwei Jahre älter als ich. Aber sie behandelte mich nicht von oben herab, als sei sie nur aus Höflichkeit mit mir zusammen.

Sie forderte mich oft auf, die Wolken anzusehen. Sie waren groß und weiß und sahen so fest aus, als könnte man Höhlen hineingraben und in der Luft wohnen.

Salla las sehr viel. Im Sommer durfte sie abends so lange lesen, bis ihr die Augen zufielen. Sie hatte *Harry Potter* gelesen und *Ronja Räubertochter* und *Prinz Eisenherz,* Bücher, die wir auch in Deutschland kannten. Sie kannte auch Bücher, von denen ich noch nie etwas gehört hatte.

»Hast du den Film *Ronja Räubertochter* gesehen?«, fragte ich sie.

»Habe ich gesehen«, antwortete sie.

»Meine Freundin sieht aus wie Ronja Räubertochter in dem Film«, sagte ich.

»Ist sie schön?«, fragte sie.

»Sehr schön. Und mutig!«

»Wie weißt du?«

»Sie ... sie hilft anderen, die nicht so mutig sind«, erklärte ich. Ich wusste natürlich nicht, ob es stimmte. Ich hatte ja nur einmal gesehen, dass sie dem koreanischen Mädchen geholfen hatte und dadurch auch mir.

»Sie heißt Alice«, sagte ich.

Salla lächelte. »Ach, wie Buch *Alice im wunderbaren Land.*« Ich hatte das Gefühl, dass sie mir nicht glaubte, dass ich eine Freundin hatte, die Alice hieß. Sie glaubte, ich hätte es mir nur ausgedacht, ausgeliehen von *Alice im Wunderland.* Jedenfalls erzählte sie gleich, dass sie auch Geschichten schreiben würde.

»Jede Woche eine Geschichte für die Unterrichtung«, sagte sie.

»Echt«, sagte ich. »So oft schreiben wir nicht Aufsätze. Wie viele Stunden Unterricht habt ihr denn?«

»Sechs Stunden, alle Tage«, sagte sie. »Aber auch zwei Stunden machen wir Pause.«

»Zwei Stunden!«

»Ja, dann wir essen und reden das, was wir wissen. Mit dem Vater. Aber da ist auch oft die Mutter.«

»Ist deine Mutter denn auch Lehrerin?«, fragte ich. »Ich dachte, sie ist eine Ärztin.«

»Ist Ärztin, aber sie macht mit uns Mathe und Musik.«

»Wie – sie arbeitet als Ärztin und als Lehrerin?«

Das fand ich unglaublich. Zwei Berufe und dann noch Zeit zu haben, mit den Kindern zwei Stunden am Tag zu reden.

»Sie ist nicht Lehrerin. Nur mit uns.«

»Du meinst, sie gibt euch Nachhilfeunterricht.«

Salla schüttelte den Kopf. »Nicht Nachhilfe. Ganze Hilfe. Wir gehen nicht zur Schule.«

»Müssen denn hier die Kinder nicht die Schule besuchen?«

Salla schüttelte den Kopf. »Nicht immer«, antwortete sie.

Vielleicht wurden die Kinder im Sommer von ihren Eltern zusätzlich unterrichtet? Kein Wunder, dass Salla, Simo und Solveig so schlau waren.

»Du meinst, ihr geht im Sommer nicht zur Schule. Aber im Winter geht ihr hin?«, sagte ich.

»Nein!«, rief sie. »Nicht, nicht im Winter, nicht im Herbst und nicht im Frühjahr. Wir gehen nicht.«

»Jetzt verstehe ich«, sagte ich. Aber ich glaubte ihr nicht. Ich konnte mir nicht vorstellen, dass es Kinder gibt, die nie zur Schule gehen.

Manchmal wurden wir zum Abendessen in das große Haus eingeladen.

Der Tisch war immer üppig gedeckt. Und wir mochten das

Essen, das sie uns auftischten. Wir mochten das finnische Brot und die vielen Fischsorten. Unsere mitgebrachten Konserven, die Eintöpfe und Ravioli, würden wir wieder mit nach Hause nehmen müssen.

Ich hatte meinen Eltern erzählt, dass Salla behauptete, die Kinder würden zu Hause unterrichtet. Bei einem Abendessen sprach Vater Anneli und Jorma darauf an.

»Wenn ich richtig verstanden habe, unterrichtet ihr die Kinder zu Hause? Ich dachte, die finnischen Schulen seien hervorragend!«

Anneli antwortete: »Die beste Schule Finnlands ist die Natur. Ich habe dieses Haus mit dem Grundstück, mit Wald und Feldern von meinen Eltern geerbt. Und wir wollten es nicht verkaufen. Wir wollen hier mit unseren Kindern leben. Sie sollen die Natur schätzen, lieben und schützen lernen, und das kann man am besten, wenn man in ihr lebt. Der Wald ist ein einziger Lehrpfad und gleichzeitig ein Abenteuerspielplatz. Unsere Kinder müssen natürlich auch die Fächer lernen, die in den Schulen unterrichtet werden. Aber sie helfen auch bei der Roggenernte und müssen Mehl mahlen, damit ihnen der Wert der Scheibe Brot bewusst ist, die sie essen. Ich arbeite als Ärztin weiter, aber Jorma ist zu Hause geblieben, da er ohnehin vom Bauernhof kommt und lieber Trecker fährt und durch die Wälder wandert, als zu unterrichten.«

»Müssen die Kinder in Finnland denn nicht die Schule besuchen?«, fragte ich.

»Es besteht keine Schulpflicht. Nur eine Lernpflicht«, antwortete Jorma. »Die Eltern dürfen ihre Kinder selbst unterrichten, wenn sie es können.«

Einen Augenblick beneidete ich Salla, Simo und Solveig. Nie zur Schule gehen zu müssen! Niemand konnte einen ärgern. Man brauchte keine Angst vor den Klassenarbeiten zu haben, weil sie ja nur von Eltern benotet wurden. Man kam auch nie zu spät, und wenn man etwas nicht wusste, fragte man einfach. Vor den eigenen Eltern hätte man keine Hemmungen. Die würden ja nie denken, dass man blöd ist, nur weil man irgendeine Aufgabe nicht verstand. Plötzlich fiel mir Alice wieder ein. Wo lernten Salla, Simo und Solveig denn andere Kinder kennen? Hatten sie keine Freunde und Freundinnen? Wollten sie keine? Ich mochte meine Geschwister auch gern, aber Jonathan und Felix waren Jungs – außerdem hatten sie selbst Freunde, mit denen sie Fußball spielten oder sonst was machten. Und Solveig, Solveig war eher wie eine kleine Schwester, mit ihr konnte man nicht über die Sachen sprechen, über die ich mit einer Freundin, mit Alice, gerne reden würde.

Ehe wir uns auf den Weg zu unserem Haus machten, erzählte Anneli noch, dass zwei Tage vor unserer Abreise ein Tanzabend im nächsten Dorf stattfinden sollte. Sie fragte unsere Eltern, ob sie Lust hätten mitzugehen.

»Kommen die Kinder auch mit?«, fragte Mutter.

»Ja«, riefen wir im Chor.

»Dann kommen wir natürlich alle gern«, sagte Mutter.

In der Nacht wurde ich wach, weil ich auf die Toilette musste. Plötzlich fiel mir ein, dass Salla erzählt hatte, sie würden nie die Müllsäcke draußen liegen lassen, damit die Bären von den Gerüchen nicht angelockt würden. Unser Müllsack stand vor dem Haus. Wir hatten vergessen, ihn zu dem Container mitzunehmen, der auf dem Hof des großen Hauses stand. Und die Toilette, ein Holzklo, befand sich draußen, nur etwa zwanzig Meter vom Haus entfernt, aber schon im Wald. Frederike schlief fest. Draußen war es ziemlich dunkel, und alle anderen schliefen auch. Ich sah aus dem Fenster. Leichte Nebelschwaden zogen über den See. Das nannten die Finnen »usva«, hatte mir Salla erzählt. Es ist nicht einfach Nebel, es sind die Wassergeister, die den beginnenden Tag mit einem Schleiertanz begrüßen.

Ich sah zu Frederikes Bett. Sie schlief immer noch. Seufzend zog ich mir eine Strickjacke an und stieg die Treppe hinunter. Ich trat kräftig auf, damit die Stufen knarrten. Vielleicht wurde jemand wach und hörte meine Schreie, falls ich im Wald angegriffen würde.

Auf der Veranda stand ich eine Weile bewegungslos und ließ meinen Blick über den See und über das Grundstück schweifen. Ich konnte nichts Verdächtiges entdecken. Auch nichts hören. Es war still. Ich trat leise auf den schmalen Pfad, der zu dem roten Holzklo führte. Nach fünf Schritten blieb ich stehen. Wind kam auf, der Wald schien zu seufzen. Etwas raschelte. Ich hielt den Atem an und horchte. Die Bäume flüsterten miteinander. Die Steine verwandelten sich in Bären, die Baumstümpfe in Luchse. Hinter mir hörte ich das Keuchen eines Wolfs. Zwischen den Stämmen der Birken und Kiefern glaubte ich glühende Augen zu entdecken. Bären, Wölfe, Luchse, alle Raubtiere lauerten mir auf. Mein Herz raste. Ich war froh, als ich endlich auf der Holzbank mit dem runden Loch saß und die Tür zusperren konnte. Ich wollte dort sitzen bleiben, bis die anderen wach wurden und ich ihre Stimmen draußen hörte.

In dem kleinen Holzhäuschen summten die Mücken, draußen raschelten die Blätter, im See sprang ein Fisch, über meinem Kopf hing eine dicke Spinne an einem dünnen Faden. Plötzlich hörte ich stampfende Schritte, und zwei Gedanken schossen mir durch den Kopf: Ein Bär! Und: Ich habe Alice noch nicht von dem Elch geschrieben! Das Stampfen kam näher. Ich versuchte, leise zu atmen. Hatte der Bär mich schon gerochen, oder lief er an dem Häuschen vorbei? Jemand versuchte die Tür aufzumachen.

»Besetzt!«, rief ich, zog schnell meine Hose hoch und öffnete die Tür.

Frederike stand davor.

»Warum machst du so einen Lärm?«, fragte ich. »Die anderen schlafen.«

»Ich habe nur mit den Füßen getrampelt, damit die Bären mich hören und weglaufen«, antwortete Frederike.

»Bären, Bären«, sagte ich. »Hier gibt es doch gar keine. Aber ich warte vor der Tür auf dich, damit du keine Angst hast.«

»Das ist lieb von dir«, sagte Frederike.

Am nächsten Tag schrieb ich Alice, dass wir jetzt schon fast zwei Wochen in Finnland seien und die Zeit wie im Flug vergehe, und dann erzählte ich natürlich von dem Elch. Ich schrieb, dass ich nicht früher geschrieben hätte, weil ich dachte, dass wir auch einen Bären sehen würden, und dann hätte ich davon auch gleich berichten können. Ich erzählte ihr von Salla, Simo und Solveig, dass sie sich so ähnlich sähen wie Drillinge. Jonathan, Felix, Frederike und ich sahen uns ja überhaupt nicht ähnlich, obwohl wir Vierlinge waren. Ich schrieb auch, dass ich mich freuen würde, wenn sie mir zurückschriebe.

Ich fragte Anneli, wie lange ein Brief von Finnland nach Deutschland brauchte, und sie meinte, höchstens zwei Tage, manchmal komme der Brief schon am nächsten Tag dort an. Anneli nahm meinen Brief mit, weil sie nach Helsinki fuhr. »Dann ist der ja schon auf der anderen Seite der Ostsee und muss nur rüberschwimmen«, meinte sie.

Ich hatte Alice auf einem Briefbogen geschrieben, den man in eine kleine Plastikflasche stecken konnte. Auf der Flasche war ein Adressaufkleber und Platz für die Briefmarke, denn auch die Flaschenpost wurde nicht in die Ostsee geworfen, sondern zur Post gebracht oder in einen Briefkasten gesteckt.

Wenn die Post so schnell war, wie Anneli behauptete, könnte ich sogar noch eine Antwort nach Finnland bekommen. Aber frühestens in drei Tagen. Wenn Alice sofort antworten würde.

Simo hatte Jonathan und Felix im Wald Bärenspuren gezeigt. Ich wollte sie auch sehen. Ich nahm einen Korb mit und pflückte Blaubeeren. Einige steckte ich in den Mund, einige in den Korb. Ich horchte auf den Kuckuck und schlug nach den lästigen Mücken. Währenddessen gingen die Jungs weiter. Ich sah immer wieder von den Blaubeerbüschen auf, um Simo, Jonathan und Felix nicht aus den Augen zu verlieren. Plötzlich blieben sie stehen.

»Da!«, rief Jonathan.

Ich sprang auf. »Ein Bär?«, fragte ich.

»Die Spuren!«, rief Jonathan.

Sie hatten einen Baumstamm gefunden. Einen halben Meter überm Boden waren Kratzspuren von Bärenkrallen darauf. Behauptete Simo.

»Sollen wir den suchen?«, fragte Felix.

»Das ist weit weg«, meinte Simo.

»Der Bär ist weit weg«, korrigierte Jonathan.

»Ja, der«, sagte Simo.

Jonathan, Simo und Felix fingen an, mit dem Messer zu werfen. Man musste das Messer an der Klinge packen und so werfen, dass es sich in der Luft drehte und mit der Spitze in das morsche Holz eindrang. Das war nicht einfach. Ich versuchte es auch ein paarmal, fand die Werferei aber langweilig. Ich setzte mich auf einen Mooshügel und sah den anderen zu. Immer wenn Simos Messer zitternd in dem Baumstamm festsaß, drehte er sich um und sah mich an. Ich lächelte und rief: »Bravo!« Aber insgeheim drückte ich Jonathan und Felix die Daumen.

Felix warf besser als Jonathan. Aber Simo war der Beste. Kein Wunder. Er besaß seit seinem vierten Lebensjahr einen »puukko«, so nannten die Finnen das Messer, eine Art Dolch in einer Lederscheide. Alle finnischen Jungs besaßen so ein Messer. Hatte Simo erzählt.

»Jonathan und Felix, helft mir! Wir wollen den Korb voll mit Blaubeeren pflücken«, rief ich.

»Keine Lust«, antwortete Jonathan, und Felix sagte: »Zu viele Mücken.«

»Ich komme«, sagte Simo.

Als Simo und ich in den Büschen hockten und ich versuchte, die besten und dicksten Blaubeeren vor Simo zu entdecken, sagte er: »Ich vielleicht sehe dich.«

Ich lachte. »Klar. Zum Beispiel jetzt siehst du mich.«

Er wurde rot. »Später, in Deutschland oder in Finnland.«

Ich hatte das Gefühl, als sei der Urlaub schon vorbei und wir würden uns voneinander verabschieden. Ich war ein bisschen traurig, und andererseits hatte ich plötzlich Sehnsucht nach unserem Haus.

»Ihr könnt uns ja besuchen«, sagte ich zu Simo.

Simo nickte. »Ist schön deine Stadt?«

»Ja«, sagte ich und lachte. »Weil *wir* dort wohnen.«

Über die Schönheit unserer Stadt hatte ich mir nie Gedanken gemacht. Es war halt die Stadt, in der wir lebten. Da war unser Haus, unsere Schule, andere Schulen, die Läden, in denen wir einkauften, und die Bibliothek und eine Menge Friseursalons.

Als ich Salla erzählte, dass in unserer kleinen Stadt bestimmt über zwanzig Friseursalons wären, meinte sie: »Vielleicht wachsen in Deutschland Haare schnell.«

»Vielleicht«, sagte ich.

Als wir einmal mit Anneli und Jorma und den Kindern zusammensaßen, fragte Solveig: »Ein Schloss in Greven?«

Solveig, aber auch Salla und Simo glaubten, dass in Deutschland überall alte Schlösser stünden. Und Vater sagte, es gebe tatsächlich eine Menge Schlösser und Burgen, und wenn sie uns besuchen kämen, wollte er ihnen alle Schlösser unserer Gegend zeigen.

Und es klang, als sei Vater stolz auf Deutschland, weil es dort so viele Schlösser gibt. Aber die Finnen waren auch stolz. Auf ihre Seen, auf ihre Wälder, auf ihre besonderen Wolken. Wahrscheinlich sogar auf ihre Bären.

10

Ich wartete auf einen Brief oder eine Karte von Alice. Aber es kam nichts. Jeden Abend schrieb ich in mein Tagebuch, was wir gemacht hatten. Ich zeichnete auch ein paar Bilder hinein. Auf einem Bild saßen wir alle nackt in der Sauna. Auf einem anderen war der Elch zu sehen. Und auf einer Seite hatte ich versucht, Mutter zu zeichnen. Sie saß auf dem Steg, wo sie abends oft saß. Manchmal mit Vater und Paula, aber meistens allein.

Einmal hörte ich, wie Vater mit Paula über Mutter sprach. Er sagte: »Diesen Urlaub hat sie wahrhaftig gebraucht. Ich glaube, jetzt schafft sie es.«

Und Paula antwortete: »Ich hoffe es. Vielleicht war sie einfach erschöpft. Was niemanden wundert, nach den letzten zehn Jahren. Mit Vierlingen wäre ich schon in den ersten sechs Monaten verrückt geworden.«

Ich fragte Vater nicht, was er damit meinte, Mutter würde es jetzt schaffen. Er meinte wahrscheinlich die Arbeit zu Hause. Aber wir waren ja schon groß. Wir konnten ihr bei einigen Sachen helfen.

Plötzlich fielen mir wieder die Füchse von Andorra ein.

Ich fragte Salla: »Kennst du die Füchse von Andorra?«

Sie schüttelte den Kopf: »Was sind für Füchse?«

Ich zuckte die Schultern. »Weiß ich nicht. Ich habe nur was von ihnen gehört.«

»Ein Fuchsbuch?«, fragte Salla.

»Ja, irgendein Buch, glaube ich«, antwortete ich.

Dann kam der große Tanzabend. Mutter hatte sich sehr darauf gefreut. Sie tanzte gern.

Die Tanzveranstaltung fand in der Scheune in einem etwa zwanzig Kilometer entfernten Dorf statt. Mutter probierte nachmittags die zwei Röcke an, die sie mitgebracht hatte. Sie fragte uns: »Welchen soll ich anziehen?«

Der eine war eng und schwarz und ging ihr nur bis zu den Knien. Der andere war grün und lang und weit geschnitten. Als sie sich vor uns drehte, schwang der Rock, als würde er mittanzen.

»Den Grünen!«, riefen Frederike und ich.

Jonathan und Felix nickten.

Sie zog dazu ein langärmliges schwarzes T-Shirt an. Sie sah sehr schön aus. Wir bewunderten sie, und sie fragte uns, was wir denn anziehen würden.

»Wir gucken ja nur zu«, sagte Jonathan.

»Da sind bestimmt nur alte Leute!«, meinte Felix.

»Ob Alte oder Junge, ihr wollt doch nicht nackt dort auftauchen?«, sagte Mutter und lachte.

»Wir lassen das an, was wir anhaben«, sagte ich.

»Auch gut.« Sie lächelte und setzte sich vor den Spiegel, um sich zu schminken. Das tat sie selten, und ich fand, sie sah fremd aus, mit Lippenstift und Make-up.

Wir gingen in das große Haus, um zu fragen, wann es losgehe. Salla, Simo und Solveig hatten sich auch nichts Besonderes angezogen.

»Wir gingen andere Tage nicht«, sagte Salla. »Eltern auch nicht. Sie gehen heute, weil ihr seid Gast.«

»Echt?«, sagte ich.

Sie nickte.

Ich ging allein zurück, um den Erwachsenen zu sagen, dass die anderen bereit zur Abfahrt waren.

Vater saß in der Küche und trank Bier.

»Wir können fahren!«, rief ich. »Wo ist Mama?«

»Weiß nicht«, antwortete er und starrte die Bierflasche an.

»Habt ihr Streit?«, fragte ich.

»So was Ähnliches«, meinte er und trank.

Paula saß auf dem Steg. Ich ging zu ihr.

»Was ist los?«, fragte ich.

Sie zuckte die Schultern. »Deine Mutter möchte allein sein.«

»Dann fahren wir also nicht?«

»Weiß nicht«, meinte sie. »Wir können wahrscheinlich nicht plötzlich absagen. Anneli und Jorma freuen sich auf den Abend.«

»Denen ist es egal. Sie machen es nur für uns. Anneli und Jorma mögen keine Tanzabende.«

Vater kam zum Steg. »Seid ihr so weit?«, fragte er.

»Und Mama?«, fragte ich.

»Sie will hierbleiben.« Seine Stimme klang müde, aber auch verärgert.

»Ich bleibe auch hier«, sagte ich.

Paula überlegte. Dann sagte sie zu Vater: »Ich komme trotzdem mit. Warte. Ich hol nur meine Strickjacke.«

Ich sagte nichts mehr. Ich war sauer auf Vater, dass er tanzen wollte, wenn Mutter nicht mitging. Und ich war sauer auf

Mutter, dass sie nicht mitging, jetzt, wenn sie hätte tanzen können. Und ich war sauer auf Paula, weil sie Mutter nicht überredete mitzugehen, obwohl sie Psychiaterin war und wissen musste, dass niemand im Ernst allein sein wollte, wenn es doch mit anderen zusammen viel schöner war.

Als ich unseren Wagen wegfahren hörte, ging ich ins Haus. Mutter lag im Schlafzimmer. Ich legte mich neben sie. Sie nahm meine Hand. Ich sagte nichts, und sie sagte auch nichts. Ich kuschelte mich etwas näher an sie, und sie strich mir über die Haare.

Dann hörten wir, wie die Haustür aufging.

»Sie sind alle zurückgekommen!«, sagte ich leise.

Aber es waren nur Jonathan, Felix und Frederike. Ich freute mich nicht, dass sie kamen. Ich hätte Mutter gern allein getröstet.

Mutter stand auf: »Entschuldigt, Kinder. Ich schäme mich so. Jetzt habe ich allen den Abend verdorben.«

»Uns nicht«, sagte Felix. »Wir können auch ohne die tanzen. Wir gehen auf den Rasen. Wir brauchen keine Scheune.«

Er legte eine CD auf, die er von Simo ausgeliehen hatte, und stellte den Ton so laut, dass man die finnische Rockmusik wahrscheinlich zwanzig Kilometer weit über den See hören konnte.

Mutter schüttelte den Kopf. »Was sollen die Finnen von uns denken.«

Wir tanzten. Wir nahmen Mutter in die Mitte und stampften mit den Füßen wie die Indianer bei ihren Stammesfesten um das Feuer. Mutter tanzte auch. Sie tanzte und weinte. Es fing an zu regnen. Aber wir tanzten weiter. Das Wasser lief über unsere Gesichter, und die Tränen und die Regentropfen flossen zusammen.

Während der letzten zwei Tage saßen Mutter und Vater oft auf dem Steg und schauten auf das Wasser oder redeten. Das heißt, Vater redete, Mutter sagte nicht viel. Manchmal saß auch Paula mit Mutter am Wasser. Paula redete, Mutter sagte nichts. Zumindest sah ich nicht, dass Mutters Mund sich bewegte. Manchmal verzog sie die Lippen zu einem Lächeln, wenn sie uns sah, oder sie winkte uns zu.

Zum Abschied schenkte Salla mir ein selbstgemachtes Buch. Sie hatte die Geschichte geschrieben, das Papier aus altem Papier selbst hergestellt, den Umschlag selbst gemalt und alles zu einem Buch zusammengeklebt.

Frederike bekam von Solveig das Prinzessinnenkleid, und Jonathan und Felix erhielten von Simo einen »puukko«. Die hatte Jorma bezahlt, aber es war Simos Idee gewesen, seinen deutschen Freunden finnische Messer zu schenken.

Mutter, Vater und Paula bekamen auch Geschenke. Blaubeermarmelade, Marmelade aus Moosbeeren, Preiselbeeren und zwei Gläser mit finnischen Waldpilzen.

Mutter sagte zu Anneli: »Ich schäme mich. Ihr seid so gastfreundlich und großzügig. Ich weiß gar nicht, wie wir das alles annehmen sollen.«

»Denk ab und zu an uns, wenn du Blaubeermarmelade auf das Brot streichst«, sagte Anneli und lächelte. »Man gibt, was man im Überfluss hat. Die Beeren und Pilze wachsen doch vor unserer Haustür.«

Wir versprachen, zu schreiben und wiederzukommen.

Sie winkten uns nach, und wir winkten zurück.

»Einen Bären haben wir leider nicht gesehen, aber sonst war es okay«, sagte Jonathan.

»Das Spannendste ist immer das, was nicht passiert, das, was hätte geschehen können«, meinte ich.

»Den Elch haben wir auch nicht mehr gesehen«, seufzte Frederike.

»Dafür habe ich Nachrichten auf Lateinisch gehört!«, sagte Vater. Das war für ihn die Entdeckung des Urlaubs. In Finnland wurden Nachrichten auch in lateinischer Sprache gelesen.

»Und das Essen war super!«, rief Felix.

Als wir unterwegs waren, rief Anneli Paula auf ihrem Handy an und erzählte, dass für mich ein Brief angekommen sei. Von Alice.

Vater wollte natürlich nicht eines Briefes wegen zurückfahren.

»Anneli schickt ihn gleich weiter. Wenn wir ankommen, ist der Brief vielleicht schon da«, tröstete er mich.

Aber ich hätte den Brief sofort haben wollen. Plötzlich interessierte mich Finnland nicht mehr. Und in Helsinki auch nur die Souvenirläden. Ich wollte Alice etwas aus Finnland mitbringen. Die Erwachsenen wollten sich noch zwei Kirchen ansehen.

Wir stöberten zu viert in einem Laden in der Nähe des Hafens herum. Jonathan kaufte sich einen Holzbären, Felix auch. Frederike schaute sich die Sachen nur an. Ich versuchte etwas zu finden, worüber Alice sich freuen würde. Ich konnte nichts entdecken. Zwischendurch schaute Vater rein und sagte: »Beeilt euch. Ich will nicht zu spät zum Hafen fahren. Wir warten im Auto.« Jonathan, Felix und Frederike gingen mit ihm. »Ich komme sofort«, rief ich ihnen nach.

Ich geriet in Panik. Dann entdeckte ich einen Schlüsselanhänger, einen aus Holz geschnitzten Elch. Es war eigentlich nicht das, was ich Alice schenken wollte, aber ich wusste ja nicht, welches das richtige Geschenk wäre. Und ich hatte keine Zeit zum Überlegen. Aber auch nicht genug Geld.

Ich nahm den Elchanhänger und ging zur Kasse. Der Anhänger kostete elf Euro. Ich hatte einen Zehneuroschein und vierzig Cent in meinem Portemonnaie.

Erst war ich gar nicht sicher gewesen, ob ich den Anhänger überhaupt kaufen wollte, aber jetzt kam er mir vor wie das beste Geschenk der Welt.

Ich zählte mein Geld zweimal durch und wühlte in meinen Taschen, in der Hoffnung, noch eine Münze zu finden.

Die Verkäuferin sah mir bei der Suchaktion zu und lächelte. »Wie viel hast du?«, fragte sie.

Ich legte das Geld auf die Theke, und sie zählte es. Die sechzig Cent fehlten immer noch.

Sie zuckte die Schultern und sagte: »Ist okay.«

Ich nickte stumm und dankbar. Sie packte den Anhänger in eine weißblau gestreifte Tüte und klebte noch einen Elchsticker drauf.

Als ich die Geschenktüte entgegennahm, sagte ich: »Danke. Sie sprechen gut Deutsch.«

Als ich den Elchanhänger Paula zeigte, fragte sie: »Wie ist deine Freundin, die Alice?«

»Sehr nett«, antwortete ich.

Aber ich wusste eigentlich nicht, ob sie nett oder nicht nett war. Ich kannte sie ja kaum. Ich kannte nur die Alice in meinem Kopf. Die war nett. Und meine Freundin war sie auch nur in meinem Kopf.

11

Zu Hause telefonierten wir mit den Großeltern und erzählten alle begeistert von dem ersten Urlaub, den wir zusammen gemacht hatten. Vater beschrieb Nils und wahrscheinlich allen Taxifahrern der Stadt die prachtvolle Natur Finnlands. Alle hatten wir etwas Besonderes zu berichten. Nur Mutter nicht. Sie mied das Telefon. Wenn es klingelte, ging sie nicht dran. Sie schickte uns. Und wenn jemand mit ihr sprechen wollte, sagte sie: »Ich bin nicht da.«

»Du bist doch da«, sagte Frederike einmal und lachte.

»Nur für euch, sonst für niemanden«, antwortete Mutter.

Am ersten Schultag waren wir alle aufgeregt wegen der neuen Schulen. Mutter war nervös. Ihre Finger zitterten, und das Messer fiel ihr auf den Boden, als sie unsere Butterbrote schmierte.

Frederike hob das Messer auf. Mutter fasste es an der Klinge und fluchte. Sie hatte Tränen in den Augen, als sie sich die Hand mit der Serviette abputzte.

»Es ist doch nur Butter«, sagte ich.

»Alle für den Abflug fertig?«, fragte Vater.

Wir nickten stumm. Ich freute mich auf Alice.

Alice hoffte, dass wir beide in dieselbe Klasse kämen. Das stand in ihrem Brief, den sie mir nach Finnland geschickt hatte. Viel mehr stand nicht drin. Sie bedankte sich nur für meine Karte und meinen Brief. Ich hatte ihr das Geschenk aus Finnland noch nicht gegeben, wir waren uns noch nicht wiederbegegnet.

Auf dem Schulhof winkte ich Alice zu, und sie lächelte. Ziemlich kurz. Vielleicht dachte sie, ich hätte sie besuchen können nach dem Finnlandurlaub, oder ich hätte sie zumindest anrufen können. Ich wollte sie ja auch anrufen, aber irgendwie hatte Mutter mich angesteckt. Ich mochte nicht telefonieren.

Alice war in meiner Klasse. Sie saß neben einem Mädchen, das ich noch nie gesehen hatte. Ich setzte mich zu einem Mädchen, das ich aus der Grundschule kannte. Unsere Klassenlehrerin stellte sich vor und erzählte ein wenig von sich selbst. Dass sie fünfunddreißig Jahre alt sei und selbst zwei Kinder habe. Dann mussten wir uns vorstellen und erzählen, ob wir Geschwister hatten und wie alt sie waren. Die Kinder lachten, als ich sagte, ich hätte zwei Brüder und eine Schwester, und sie seien auch zehn Jahre alt.

Die Lehrerin lachte nicht, sie lächelte nur. Ich sah zu Alice hinüber. Sie lachte auch nicht. Sie starrte aus dem Fenster, als interessierten sie die Namen der anderen, deren Geschwister, die ganze Schule nicht.

Ich dachte an Frederike. Hoffentlich ärgerten die anderen Kinder sie nicht.

In der Pause sah ich Jonathan, der in der Parallelklasse war. Er stand mit drei Jungs zusammen und erzählte etwas. Er breitete die Arme weit aus. Wahrscheinlich behauptete er, er habe in Finnland einen Riesenfisch gefangen. Ich schlurfte langsam über den Schulhof und guckte auf den Boden, als sei dort etwas Interessantes zu entdecken.

Jemand tippte mir auf die Schulter. Ich drehte mich um. Alice lächelte. »Was suchst du da?«, fragte sie.

»Gar nichts«, antwortete ich.

»Hast du meinen Brief bekommen?«, fragte sie.

Ich nickte und sagte: »Ich habe dir ein Geschenk aus Finnland mitgebracht.«

»Echt? Warum?«

»Einfach so«, antwortete ich. Plötzlich wusste ich keinen Grund, warum ich ihr den Schlüsselanhänger gekauft hatte. Wir kannten uns doch kaum.

»Meine Tante Paula schenkt auch gerne«, sagte ich, als sei das die Erklärung.

»Hast du es dabei?«, fragte Alice.

Ich schüttelte den Kopf. »Bring ich morgen mit.«

In der nächsten Pause wartete Alice auf mich an der Klassentür. Wir schlenderten zusammen über den Schulhof und redeten über die neuen Lehrer und Lehrerinnen.

Dann sagte ich: »Du kannst ja zu uns kommen und das Geschenk abholen. Es ist aber nichts Besonderes.«

Sie kam gleich nach der Schule mit.

Jonathan radelte an uns vorbei und rief: »Hallo, Alice!«

»Wo sind denn Felix und Frederike?«, fragte Alice.

Ich erzählte, dass Felix zur Realschule ging und Frederike zur Hauptschule.

»Meine Mutter unterrichtet an der Hauptschule«, antwortete sie.

»Vielleicht ist sie die Lehrerin von Frederike«, sagte ich. »Das wäre schön.«

»Vielleicht«, sagte sie.

Ihr gefiel der Schlüsselanhänger sehr. Mutter bot ihr Saft und Plätzchen an, dann spielten wir Kinder Kniffel.

Vater kam nach Hause, trank Kaffee und fragte Alice: »Mit wem von unseren Vieren bist du denn befreundet?«

»Mit Sophie«, antwortete Alice. »Wir kennen uns schon aus der Grundschule.«

»Na, so was«, staunte Vater. »Und warum lernen wir dich erst jetzt kennen?«

»Weil Sophie mich vorher nicht eingeladen hat.«

»Freut mich, dass du jetzt da bist«, sagte Vater. »Amicitia melior est divitiis – Freundschaft ist besser als Reichtum.«

Ich lachte verlegen. Alice lächelte und sah Vater verwundert an.

Ich begleitete sie bis zum Supermarkt.

»Ist dein Vater klug?«, fragte sie.

»Weiß nicht«, antwortete ich. »Er tut nur so, ich meine, er tut nicht so, als sei er klug, er sagt nur manchmal gerne etwas auf Lateinisch.«

»Warum?«

Ich zuckte die Schultern. Wir verabschiedeten uns, und ich sah ihr noch eine Weile nach. An ihrem Tornister hingen zwei Schlüsselanhänger. Einer mit einem Hundekopf, der andere mit einem Kleeblatt. Meinen hatte sie in ihren Tornister gesteckt.

Frederike hatte keine Probleme mit den Kindern in der Hauptschule gehabt.

»Die Jungs sind wie Jonathan und Felix«, sagte sie. »Nur lauter.«

Um Jonathan hatte sich niemand Sorgen gemacht. Er kam überall gut klar. Ob in der Schule, auf dem Fußballplatz oder sonst wo.

Felix kannte viele der Jungen, die zur Realschule gingen, und er fand die Schule okay, so weit er überhaupt eine Schule gut fand.

»Bis jetzt hat mich niemand einen Fettsack genannt«, sagte er. »Mein Freund Simon ist nämlich noch dicker.«

12

Einige Tage später klingelte es um sieben Uhr abends an der Tür. Ein ungefähr dreizehn- oder vierzehnjähriger Junge stand davor. »Ich komme zur Nachhilfe«, sagte er.

»Warte einen Augenblick«, sagte ich und rannte nach oben. Mutter lag im Bett.

Ich rüttelte sie vorsichtig. »Mama, da will jemand zu dir.«

»Wer ist es, und was will er?«, fragte Mutter, ohne die Augen zu öffnen.

»Ich weiß nicht, wie er heißt. Ein Junge. Er kommt zum Nachhilfeunterricht.«

»Ich kann jetzt nicht«, sagte Mutter. Sie kniff die Augen zusammen, aber ich sah, dass ihre Augen sich unter den Lidern bewegten, als würde sie mit geschlossenen Augen nach etwas suchen.

Ich ging zurück zur Tür. Der Junge stand noch da.

»Meine Mutter ist krank. Sie kann dir heute keine Nachhilfe geben«, sagte ich.

»Wann soll ich denn kommen?«, fragte er.

»Wie heißt du?«, fragte ich.

»Ben!«

»Meine Mutter ist gerade eingeschlafen. Sie hat Fieber. Ich erzähle ihr später, dass du hier gewesen bist«, sagte ich.

»Sie kann mich ja anrufen, wenn sie wieder gesund ist«, meinte der Junge. Er schien nicht traurig zu sein, dass seine Nachhilfestunde ausfiel.

Ich nickte und schloss die Tür. Eine Weile saß ich in der Küche und sah mich um. Den Tisch hatten Jonathan, Felix, Frederike und ich nach dem Abendbrot abgeräumt, als Mutter sich hingelegt hatte. Im Spülbecken standen dreckige Töpfe, das Geschirrtuch lag auf dem Herd, und auf dem Fußboden lagen noch die Krümel von unserem Frühstück.

Vater fuhr Taxi. Er hatte Spätschicht.

Ich spülte die Töpfe und trocknete sie ab. Ich holte den Staubsauger und saugte in der Küche.

Jonathan, Felix und Frederike kamen runter.

»Was machst du da?«, fragte Felix.

»Sieht man das nicht?«, fragte ich zurück und schob den Staubsauger noch einmal hin und her.

»Du weckst Mutter«, sagte Jonathan.

»Sie schläft nicht. Sie ruht sich nur aus«, antwortete ich.

»Sie sehnt sich wohl nach dem Paradies in Finnland«, sagte Jonathan.

»Paradiese gibt es nur im Kopf«, meinte Felix wichtigtuerisch.

»Dein Paradies ist eher im Magen«, erwiderte Jonathan und lachte.

»Und du bist eine Schlange, die immer Gift spritzt!« Felix hatte Tränen in den Augen.

»War nicht so gemeint«, entschuldigte sich Jonathan verlegen.

Sofort war die Sache für Felix erledigt. Er konnte nie lange beleidigt oder traurig sein.

Mutter kam herunter. Sie hatte ihren Morgenmantel an.

»Ach, ihr habt schon die Töpfe gespült. Danke!«, sagte sie.

»Sophie hat saubergemacht«, sagte Jonathan.

»Natürlich«, meinte Mutter und setzte sich an den Tisch, als wollte sie frühstücken. Ihr »natürlich« klang nicht erstaunt oder erfreut. Es klang, als sei ich eine der Haushaltshilfen in Vaters Geschichten. Irgendjemand, der nur in der Phantasie existiert.

Mutter zog sich nicht mehr an. Sie wünschte uns gute Nacht und ging zurück ins Schlafzimmer.

An einer Wand des Schlafzimmers hing ein Plakat von einer Kunstausstellung, auf dem eine Frau und ein Mann, beide nackt, zu sehen waren. Adam und Eva und der Apfelbaum und die Schlange. An einer anderen Wand hingen die Bilder, die wir vom Paradies gemalt hatten. Mutter hatte uns die Geschichte von der Vertreibung erzählt, und eines Abends hatten wir unsere Paradiese gemalt. Bilder eines Ortes, wo die Menschen hätten bleiben können.

Felix hatte ein Bild mit einer Frau, einem Mann und einer Schlange gemalt. Ohne den Apfelbaum. »Wenn es keine Äpfel gegeben hätte, hätte Eva nicht in einen Apfel beißen können.«

Frederike hatte eine Blumenwiese gemalt.

»Wo ist das Paradies?«, fragte Mutter.

»Auf der Wiese«, sagte Frederike. »Blumen können nicht essen. Reden können sie auch nicht. Denen kann nichts passieren.«

»Und die Menschen?«, fragte Mutter.

»Die habe ich vergessen. Die müssen in ein anderes Paradies. Die passen nicht mehr aufs Bild«, sagte Frederike.

Jonathan hatte Eva und Adam, die Schlange und auch den Apfelbaum im Paradies gelassen, aber aus jedem Apfel guckte ein Wurm raus.

»Eva hätte bestimmt nicht reingebissen, wenn sie gesehen hätte, dass die Äpfel wurmstichig sind«, meinte er.

Ich hatte auf meinem Bild die Schlange weggelassen, weil ich meinte, wenn sie Eva nicht überredet hätte, wäre sie nie auf die Idee gekommen, etwas zu tun, das man ihr verboten hatte.

Ich überlegte, ob Mutter sich die Bilder anschaute oder ob sie einfach mit geschlossenen Augen im Bett lag, auch wenn sie nicht schlief. Im Schlafzimmer hängt auch ein Foto von unserem zehnten Geburtstag. Guckt sie sich das Foto an und macht sich Sorgen? Möchte sie herunterkommen, um sich davon zu überzeugen, dass es uns gutgeht? Ist sie traurig, weil sie so müde ist, dass sie es nicht schafft?

Seit wann war Mutter so erschöpft und traurig? Vielleicht schon lange. Wir hatten es nur nicht gemerkt. Wenn Vater traurig war, fiel es sofort auf. Weil er sonst viel redete. Aber Mutter erzählte auch sonst wenig. Sie war die Schweigsame.

Aber ihr Schweigen war in der letzten Zeit anders. Mutter war so weit weg wie eine der großen Insel auf dem See in Finnland. Sie schien zwar ganz nah zu sein, aber als wir einmal darauf zuruderten, schien das Boot der Insel kein Stück näher zu kommen. Wir riefen von weitem »Hallo« und »Hei, hei«, weil wir dachten, dass jemand auf der Insel uns vielleicht hören würde. Aber niemand antwortete, und wir sahen auch niemanden. Wir kamen auch nie auf der Insel an. Sie war zu weit weg.

»Glaubst du, dass Mutter der Urlaub in Finnland gefallen hat?«, fragte ich Vater eines Abends, als Mutter sich wieder zurückgezogen hatte und wir Kinder mit ihm in der Küche saßen.

»Ich weiß nicht«, antwortete er. »Aber ich habe das Gefühl, dass der Urlaub sie noch kränker oder ihr vielleicht nur bewusst gemacht hat, wie schlecht es ihr geht. Wo Sonne ist, sieht man den eigenen Schatten.«

»Sonne scheint hier doch auch«, sagte Jonathan.

»Klar«, sagte Vater. »Ich meinte, wenn andere Menschen besonders glücklich sind, spürt man wohl noch mehr das eigene Unglück. Es geht ihr ja schon seit einer Weile nicht gut.«

»Was hat sie denn?«, fragte ich.

»Depressionen«, sagte er.

Wir kannten das Wort. Wir hatten es von Paula gehört. In dem Krankenhaus, wo sie arbeitete, gab es viele Patienten, die sie depressiv nannte. Depressionen zu haben bedeutete, dass man sich über nichts mehr freuen konnte.

Vater erklärte uns Depressionen auf seine Art. Er erzählte eine Geschichte. »Nach einer griechischen Sage hatte der Gott Zeus einer Frau, Pandora, eine Büchse geschenkt, die sie aber nicht öffnen sollte. Sie tat es doch, weil sie neugierig war, und raus kam all das, was den Menschen das Leben schwermacht. Krankheiten, Kriege, der Tod, Gier, Neid, Ungerechtigkeit und die Hoffnungslosigkeit. Ich glaube, Depressionen zu haben ist, als würde sich jeden Tag erneut die Büchse der Pandora öffnen. Das Leben kommt einem beängstigend und grausam vor. Das macht einen traurig.« Vater seufzte. »Eure Mutter hat schon früher unter Depressionen gelitten. Damals, als sie noch studierte. Deshalb hat sie auch ihr Studium aufgeben müssen.«

Wir sagten erst einmal gar nichts. Ich fand es irgendwie gut, dass Mutter schon vor unserer Geburt Depressionen gehabt hatte. Dann konnte sie die nicht wegen uns bekommen haben. Warum man welche bekam, verstand ich allerdings immer noch nicht.

Plötzlich sagte Jonathan: »Andorra!«

Ich nickte. Ich wusste auch, worüber Vater mit Nils an dem einen Abend gesprochen hatte. Die Büchse der Pandora – für Frederike die Füchse von Andorra.

Felix versuchte Mutter aufzumuntern.

»Ich glaube, ich esse etwas weniger«, sagte er und sah Mutter an.

»Wenn du meinst.« Mutter sah an ihm vorbei.

»Ich will mehr Sport treiben«, versprach Jonathan, weil Mutter immer sagte, er würde zu viel vor dem Computer hängen und zu wenig Bewegung und frische Luft bekommen.

»Sollen wir tanzen?«, fragte Frederike Mutter.

Immerhin lächelte Mutter schwach, als sie den Kopf schüttelte.

»Wir könnten ins Kino gehen«, schlug ich vor.

Aber Mutter wollte nicht mit uns tanzen und sie wollte auch nicht ins Kino.

Wenn das Telefon klingelte, ging Mutter nicht dran. Wollte jemand sie sprechen, sagte sie, sie wolle jetzt mit niemandem reden, sie würde später zurückrufen. Aber sie rief nicht zurück. Auf jeden Fall nicht, wenn wir dabei waren.

Sie fing an, sich nachmittags ins Bett zu legen, und sie blieb lange im Schlafzimmer.

Wenn sie wieder nach unten kam, sah sie abgekämpft und müde aus, als hätte sie sich stundenlang mit jemandem gestritten.

Einmal stand Ben wieder an der Tür, der Junge, dem Mutter Nachhilfe in Englisch gab. Mutter lag im Bett.

»Deine Mutter hat mich gestern angerufen«, sagte Ben. »Ich soll heute kommen.«

»Sie ist aber krank«, sagte ich.

Er spuckte sein Kaugummi ins Blumenbeet und sagte: »Sie hat mir am Telefon gesagt, sie sei wieder gesund.«

»Das war gestern«, sagte ich. »Heute ist sie wieder krank.«

»Wann ist sie denn deiner Meinung nach gesund?«, fragte er etwas spöttisch.

»Wir rufen an«, antwortete ich und schloss die Tür.

Vater versuchte uns aufzumuntern. »Lux post tenebras – es gibt auch wieder Licht nach der Finsternis.«

»Seine lateinischen Sprüche nerven mich«, sagte Jonathan zu mir.

»Er weiß nicht, was er sonst sagen soll«, erwiderte ich. »Er ist doch auch unglücklich.«

Wir waren alle auf unsere Art unglücklich. Frederike wurde noch stiller, Jonathan spielte ständig irgendwelche Computerspiele. Ich unterhielt mich in Gedanken mit Alice, erzählte ihr von Mutter und ihren Traurigkeiten, aber wenn wir uns in der Schule trafen, sprach ich nicht darüber. Ich redete eh nicht viel mit Alice. Sie war schwierig. Manchmal zeigte sie mir die kalte Schulter, und ich überlegte, ob ich etwas falsch gemacht hatte, aber am nächsten Tag war sie wie immer. Das heißt, sie redete mit mir. Und schon darüber war ich froh.

Felix' Appetit entwickelte sich zu einer richtigen Fresssucht. Sagte Vater. Er hatte Felix bei den Mahlzeiten nur selten gebremst. Eigentlich nur, wenn er gerade schlechter Laune war. Vater glaubte, dass Kinder genauso klug wie die Tiere seien und sich nie überfressen würden. Wenn ein Kind viel isst, dann braucht es eben mehr Kalorien als andere, hatte er behauptet. Aber jetzt sagte Vater manchmal: »Felix, es reicht! Es gibt kein einziges Brötchen mehr. Auch keine Scheibe Brot. Gar nichts. Speicher in deinem Gehirn, dass du satt bist. Denn das bist du – schon lange.«

Wenn Mutter sich darüber gefreut hätte, dass er weniger aß, hätte Felix es vielleicht geschafft. Aber wozu sollte er sich quälen, wenn es Mutter egal war?

Wir zerbrachen uns den Kopf darüber, womit wir Mutter eine Freude machen könnten. Früher war es einfach gewesen. Ein selbstgemaltes Bild. Eine Umarmung. Und wenn wir ihr sagten, dass wir sie sehr lieb hätten, freute sie sich und antwortete: »Ich euch auch!«

Als ich einmal nach der Schule die Arme um sie schlang, sie drückte und flüsterte: »Ich habe dich lieb«, drückte sie mich auch, küsste mich auf den Kopf und flüsterte in meine Haare: »Verzeih mir!«

»Was denn?«, fragte ich.

»Alles. Dass ich so bin, wie ich bin«, sagte sie und seufzte erschöpft, als sei sie selbst, als sei ich, meine Umarmung, meine Liebe, alles eine Last, die sie nur mit größter Anstrengung tragen konnte.

Alice hatte ich nach dem einen Besuch nicht mehr zu uns eingeladen. Und sie lud mich nicht zu sich ein.

Jonathan und Felix brachten keine Freunde mit, und Frederike spielte meistens bei den Nachbarn. Sie hatten eine Tochter, die zwar fünf Jahre jünger war als Frederike, aber sie verstanden sich gut.

Ich zeichnete viel. Oft waren auf meinen Bildern Boote und Inseln. Mal saß Mutter im Boot, mal Alice und manchmal auch ich. Aber nie saßen wir zusammen in einem Boot.

Mutter blieb manchmal den ganzen Tag im Bett.

Dann besuchte Paula uns. Sie kam ohne Geschenke. Mutter war oben im Schlafzimmer. Paula redete leise mit Vater und sagte dann zu uns: »Entschuldigt bitte, dass wir flüstern, als hätten wir Geheimnisse vor euch. Normalerweise tue ich es nicht.«

»Warum tust du es jetzt?«, fragte ich.

Sie gab mir keine Antwort. Sie ging die Treppe hoch.

»Was ist mit Mutter?«, fragte Jonathan.

»Mal sehen, was Paula meint«, antwortete Vater. Er fing an, den Tisch zu decken, und Jonathan und Felix halfen ihm dabei. Frederike ging ins Wohnzimmer, setzte sich aufs Sofa und baumelte mit den Füßen.

Ich setzte mich zu Frederike und legte meinen Arm um ihre Schulter.

Paula kam ohne Mutter wieder runter.

Wir setzten uns alle an den Abendbrottisch. Niemand hatte Hunger, nicht einmal Felix.

Paula redete. Sie erklärte uns, dass Mutter zu Hause nicht

gesund werden könnte und dass sie jetzt in ein spezielles Krankenhaus müsse. In die Psychiatrie.

Sie sagte uns auch, dass es Mutter schon länger schlechtgegangen sei, sie sich aber zusammengerissen habe, um uns nicht zu beunruhigen. Und dass sie sich nicht mehr zusammenreißen könne und Hilfe brauche. Sie erzählte, dass sehr viele Menschen einmal oder mehrmals in ihrem Leben Depressionen bekämen und dass wir keine Angst haben müssten. Mutter würde wieder gesund.

»Wie lange dauert es etwa, bis sie wieder gesund ist?«, fragte Felix.

»Das kann ich nicht sagen«, antwortete Paula. »Wenn es um eine Beinoperation ginge, könnte ich ungefähr sagen, wie lange die Heilung dauern wird, aber mit der Seele … da kann man keine Zeiten angeben.«

»Seele kann man nicht operieren«, sagte Frederike. »Die sieht man nicht.«

»Ein wenig kann man sie sehen«, sagte Paula. »Wenn man ganz genau hinsieht.«

»Und wenn Mama gesund ist, weint sie nicht mehr«, meinte Frederike.

»Sie wird später auch noch weinen. Aber es ist ein anderes Weinen. Als würde sie die Namen ihrer Tränen kennen. Jetzt weint sie unbekannte Tränen, und die machen ihr Angst«, antwortete Paula.

Ungefähr verstanden wir, was Paula meinte. Am besten verstand es vielleicht Frederike. Sie hatte Schwierigkeiten mit der Rechtschreibung, mit dem Lesen und mit dem Rechnen. Sie begriff auch nicht immer den Sinn der Sachen, die sie in der

Schule hätte begreifen müssen, aber dass Tränen Namen haben müssen, das verstand Frederike.

Nachdem Paula gefahren war, redeten wir noch lange mit unserem Vater. Er war betrübt, aber auch erleichtert. »Wir können ihr im Augenblick nicht helfen. Eure Mutter braucht Menschen, die sich mit der Krankheit auskennen.«

Er machte Pläne, wie wir in der Zeit ohne Mutter klarkämen, damit wir keine fremde Hilfe bräuchten. Er wollte, dass wir Mutter das Gefühl gaben, auch ohne sie alles in den Griff zu bekommen.

»Ist sie denn nicht noch trauriger, wenn wir ihr sagen, dass wir sie gar nicht brauchen?«, fragte Felix.

»Wir sagen ihr doch nicht, dass wir sie nicht brauchen«, erklärte Jonathan. »Wir sagen ihr, dass sie sich keine Sorgen um uns machen muss. Sie soll einfach gesund werden, und wir werden gesund auf sie warten.«

»Woher wissen wir, dass wir gesund sind, wenn sie zurückkommt«, sagte Frederike. »Es kann ja sein, dass jemand von uns sich erkältet.«

Jonathan verdrehte die Augen.

Als wir Mutter gute Nacht gewünscht hatten und uns auszogen, sagte Frederike: »Sie hat gar nicht geweint. Vielleicht sind die Tränen schon alle raus.«

»Das glaube ich nicht«, sagte ich. »Sie wollte nur nicht, dass wir sie sehen.«

»Weil wir nicht wissen, wie sie heißen«, meinte Frederike.

13

Als wir am nächsten Tag aus der Schule kamen, war Mutter nicht mehr da.

Auf dem Tisch lag ein Zettel für uns. Darauf stand nur ein Satz: »Ich liebe euch alle sehr.«

Wir lasen den Satz einige Male durch. Dann zogen wir unsere Jacken aus und gingen durch das Haus. Es kam uns riesig und leer vor, obwohl Vater zu Hause war.

Vater hatte eine Woche freigenommen, damit wir ein Programm entwickeln konnten, mit dem wir alles zu fünft geregelt bekämen.

»Das Wichtigste ist natürlich, dass wir Mutter jeden Tag besuchen«, sagte ich.

Vater schwieg. Dann räusperte er sich und sagte: »Wir können sie erst einmal nicht besuchen.«

»Warum nicht?«, fragte Jonathan misstrauisch.

»Die Ärzte waren der Meinung, es sei besser, wenn sie nicht sofort Besuch von uns bekommt. Sie muss sich mit sich selbst und mit ihrer Krankheit auseinandersetzen, und wenn wir jeden Tag dort auftauchen, wird sie nur an uns denken und vergessen, was für Probleme sie selbst hat.«

»Wenn wir da sind, weint sie nur solche Tränen, die wir kennen, und die anderen bleiben drin«, sagte Frederike.

»Wie klug du manchmal bist, mein Herz«, sagte Vater.

Vater kochte eine Woche lang jeden Abend Spaghetti.

»Die kommen mir schon zu den Ohren raus«, beschwerte sich Felix.

»Sei doch froh«, meinte Jonathan. »Wenn sie aus den Ohren kommen, wirst du davon nicht dicker.«

Die zweite Woche übernahmen wir das Abendessen. Dreimal Pfannkuchen, viermal Pommes vom Blech. Jetzt protestierte Vater, und wir machten einen Speiseplan, was gekocht werden, und wer das Kochen übernehmen sollte.

Vater war kein guter Koch. Aber er gab unserem Essen immer phantasievolle Namen.

Auf unserem Speiseplan standen Gerichte wie: »Montagsmöhren mit den Rittern Suppengrün, attackiert von armen Würstchen.« Oder: »Mittwochsmahl mit Reis und Mais und Flügelschlag.« Und am Freitag gab es: »Eine Kostprobe aus fernen Meeren, in einem trüben Wasser schwimmend.« Das war eine Fischsuppe.

Und am Sonntag, nach zwei Wochen, durften wir Mutter besuchen.

Mutter saß in einem Besucherzimmer. Dort wirkte sie kleiner als zu Hause. Sie hatte einen langen grauen Rock an, den ich nicht kannte. Vielleicht ein Geschenk von Paula. Sie zog an den Ärmeln ihres roten Pullovers, als würde sie frieren. Und wir waren verlegen, als würden wir einem Unbekannten vorgestellt. Vater küsste sie auf die Stirn. Wir umarmten sie.

Sie zeigte auf die Stühle und sagte, wir sollten uns setzen.

Ich setzte mich auf die äußerste Kante des blauen Plastikstuhls.

»Wie ist es hier?«, fragte ich.

»Ganz gut«, antwortete Mutter. »Die Ärzte und Schwestern sind sehr freundlich.«

»Was machen sie denn mit dir?«, fragte Jonathan.

»Hauptsächlich lassen sie mich in Ruhe«, sagte Mutter.

Ließen wir sie etwa nicht in Ruhe? Wir schwiegen.

»Wie ist denn das Essen so?«, fragte Felix nach einer Weile.

»Deinen Ansprüchen würde es nicht genügen«, sagte Mutter. »Weder die Qualität noch die Menge.«

»Unser Essen verliert auch an Qualität«, meinte Felix und seufzte. Mutter lächelte.

Dann erzählten wir ein wenig über die Sachen, die wir kochten, über die Sachen, die wir in der Schule lernten, und erwähnten stolz, dass wir ganz ohne die Hilfe der Großeltern oder der Nachbarn alles geregelt bekämen.

»Das glaube ich«, meinte Mutter. »Aber es ist keine Schande, Hilfe anzunehmen, wenn man es nicht allein schafft.«

Vater betrachtete sie von der Seite und schob eine Haarsträhne hinter ihr Ohr.

Mutter zog die Haare wieder zurück, damit sie ihr Gesicht halb bedeckten.

»Ich sehe furchtbar aus«, meinte sie.

»Du siehst aus wie die Frau, die ich liebe«, sagte Vater und legte seine Hand auf ihre.

Eine alte Frau kam ins Besucherzimmer. Sie trug Hausschuhe und ein geblümtes Kleid. In der Hand hatte sie ein Stofftaschentuch. Sie ging zu den leeren Tischen und fing an, sie mit dem Taschentuch zu putzen. Sie summte vor sich hin und lächelte zufrieden. Als sie mit dem Tuch einmal über alle Tischflächen gefahren war, fing sie wieder beim ersten Tisch an. Nur zu unserem Tisch kam sie nicht.

»Viel zu tun hier«, sprach Vater sie an.

Die Frau schaute hoch und sagte etwas, das wir nicht verstanden. Dann summte sie etwas lauter und fuhr mit ihrem Tuch noch schneller über die Tischflächen.

»Sie ist sehr glücklich krank«, flüsterte Frederike.

Mutter nickte. »Sie poliert die Tische jeden Tag. Vielleicht hat sie früher mal in einer Gaststätte gearbeitet und erinnert sich daran, dass man die Tische sauber halten muss.«

Plötzlich sah ich hinter der Glastür des Besucherzimmers ein dünnes Mädchen, das grauenvolle Grimassen machte. Sie öffnete die Tür und schaute zu uns herein.

»Es ist schön hier«, sagte sie. »Es ist nicht schön hier«, sagte sie gleich hinterher. Ihr Gesicht sah seltsam aus. Als hätte sie fürchterliche Krämpfe, die ihren Mund verzogen.

»Es ist schön hier. Es ist nicht schön hier. Es ist schön hier«, rief sie schnell. Ihre Stimme klang gehetzt und schrill. Dann schloss sie die Tür und verschwand.

»Was hat sie?«, fragte ich Mutter.

Mutter zuckte die Schultern. »Ich weiß es nicht. Mehr sagt sie nicht. Sie kann anscheinend nicht entscheiden, ob sie das Leben schön findet oder nicht. Das wissen wir doch alle nicht so richtig. Manchmal finden wir das Leben schön, dann wieder nicht.«

Das Gesicht des Mädchens verfolgte mich lange. Ihre Augen sahen leer aus, aber der verzerrte Mund schien um Hilfe zu rufen. Sie wirkte wie ein erschrecktes Kind, das vergessen hat, wo es wohnt.

Wir hatten Mutter keine Blumen mitgebracht, weil sie keine haben wollte. Die Zimmer waren klein, und sie hatte auf ihrem Nachttisch Bücher liegen. Sie hatte hauptsächlich Gedichte mitgenommen. Vater hatte ihr noch ein Buch mitgebracht, eins, das sie schon kannte und noch einmal lesen wollte. Es hieß*: Lesen ist denken mit fremdem Gehirn.*

»Wie geht das denn?«, fragte Frederike, als sie den Titel buchstabiert hatte.

Mutter lächelte. »Manchmal ist es einfacher zu lesen, was andere gedacht haben, als selbst zu denken. Vielleicht ist es immer einfacher.« Sie drückte das Buch an die Brust, als sei es ihre Handtasche, die sie vor Dieben schützen müsse.

»Ach ja, Borges«, seufzte sie. »Er hat unendlich viele Bücher gelesen und auch selbst eine Menge geschrieben. Er wusste so viel!«

»Er muss mächtig stolz gewesen sein«, meinte Jonathan.

»Ich glaube nicht, dass man damit angeben muss, was man weiß«, sagte Mutter.

Jonathan nickte. »Nee, muss man auch nicht. Wenn man klug ist, ist man klug. Ist ja nichts Besonderes.«

Wir lachten. Jonathan war ein Angeber, und Vater hatte ihn schon oft ermahnt: »Lieber weniger angeben und mehr abgeben.«

»Vielleicht hat er sich geschämt, weil er mehr wusste als andere«, sagte Felix. »Kann auch blöd sein, mehr zu wissen als andere.«

Jonathan grinste. »Damit hast du wohl keine Probleme!«

»Wann hat er denn selbst gedacht, wenn er immer las?«, fragte ich.

»Man schaltet ja nicht den eigenen Kopf ab, wenn man liest«, erklärte Vater. »Ich würde sagen, Lesen ist mehr wie ein stilles Gespräch mit einem Freund. Einigen Gedanken stimmt man zu, bei anderen ist man nicht derselben Meinung.«

Ich glaube, wir Kinder interessierten uns wenig für diesen Borges. Wir versuchten nur über das Buch zu reden, weil wir nicht wussten, über was wir sprechen könnten, und weil Mutter das Buch wie ein Schild zwischen sich und uns hielt, als müsse sie es schützen. Vielleicht schützte das Buch sie ja auch. Vielleicht konnte sie sich aber nur besser mit ihm unterhalten als mit uns.

Ich redete auch mit den Menschen in Büchern. Warnte sie, wenn sie in Gefahr waren, tröstete sie, wenn sie traurig waren, und lachte mit ihnen, wenn sie fröhlich waren. Ich versuchte auch in ihren Köpfen oder zumindest nah dran zu sein. Das versuchte man nicht nur bei erfundenen, sondern auch bei richtigen Menschen. Ich hätte gerne eine Freundin gehabt, der ich erzählen konnte, was mich glücklich und was mir Angst machte. Eine Freundin, die mir erzählte, was sie fühlte und träumte. Dass ich nicht immer erraten musste. Wie bei Alice. Manchmal verbrachte sie die Pausen mit mir. Manchmal mit anderen Mädchen. Manchmal war sie freundlich zu mir, manchmal war sie gleichgültig, als sei es ihr egal, wer ich war und was ich sagte. Ich wusste nicht, ob sie mich mochte oder nicht.

Vater stand auf, und wir verstanden, dass die Besuchszeit zu Ende war.

Ich dachte, Mutter würde weinen, als wir uns verabschiedeten. Aber sie weinte nicht. Ich hatte sogar das Gefühl, sie sei erleichtert, als wir gingen. Ich war betrübt.

Vater sah mich aufmerksam an und legte dann den Arm um meine Schulter.

»Depressionen sind genauso anstrengend wie ein Herzinfarkt oder andere Krankheiten. Man braucht viel Zeit, um sich zu erholen.«

Felix seufzte. »Jetzt würde ein Hamburger guttun.«

»Jaa!«, riefen wir anderen im Chor.

Vater schüttelte den Kopf. Aber auf dem Heimweg änderte er seine Meinung.

14

Während Mutter in der Klinik war, wurden wir elf Jahre alt. Wir feierten unseren Geburtstag nicht. Aber wir fuhren mit einer Torte zu ihr ins Krankenhaus und aßen dort im Besucherzimmer jeder ein Stück, auch Felix nur eins. Den Rest verteilte Mutter an die anderen Patienten.

Einmal durfte ich Mutter alleine besuchen. Einer von Vaters Taxifahrerkollegen nahm mich mit. Er hatte sowieso eine Fahrt nach Münster.

Paula empfing mich bei der Anmeldung. Ich ging mit ihr durch die langen Gänge. Wir kamen durch eine Männerstation. Die Türen zu den Zimmern waren zu, aber auch dort war ein Besucherzimmer mit einer Glastür. Ich warf einen Blick hinein und blieb plötzlich stehen. An einem Tisch saß Alice einem Mann gegenüber. Der Mann sah sehr krank aus. Er schaute nicht Alice an, sondern auf seine Hände. In den Fingern hielt er den Schlüsselanhänger mit dem Elch.

Alice spürte wohl, dass jemand sie anstarrte. Sie drehte den Kopf und entdeckte mich. Ich hob die Hand und wollte winken. Aber dann ließ ich die Hand sinken. Alice sah mich an, als sei sie sehr wütend auf mich.

»Kommst du?«, fragte Paula, die schon einige Schritte weiter war. Ich schwankte ihr unsicher hinterher, als würde ich das Laufen gerade erst lernen.

Mutter saß in dem Zimmer, das sie mit einer anderen Frau teilte. Ich begrüßte ihre Zimmernachbarin, die noch sehr jung war, vielleicht achtzehn oder neunzehn. Sie hatte Piercingringe in den Ohrläppchen, an den Nasenflügeln und an den Lippen. Bestimmt zwanzig Stück insgesamt. Sie sah ziemlich gespenstisch aus, war aber sehr nett, hatte Mutter uns erzählt.

»Wenn ihr hier quatschen wollt, gehe ich eine drehen«, sagte die Frau und ging zur Tür.

Ich umarmte Mutter und fragte, was sie drehen wolle.

»Eine Zigarette«, sagte Mutter.

»Ich habe eine Schulfreundin hier gesehen«, erzählte ich.

»Und was macht sie hier?«

Ich zuckte die Schultern. »Ich glaube, sie besucht jemanden.«

»Dann kannst du ja mit ihr zusammen zurückfahren«, sagte Mutter. Sie sorgte sich schon darum, wie ich sicher nach Hause komme.

»Ich kann doch allein mit dem Zug fahren«, meinte ich. »Ich glaube nicht, dass Alice mit mir fahren möchte.«

»Ach, die Alice ist es«, sagte Mutter. Plötzlich stiegen mir Tränen in die Augen. Und dann konnte ich mich nicht mehr beherrschen. Die Tränen liefen und liefen wie aus einem kaputten Wasserhahn. Mutter hielt mich in ihren Armen und strich mir über den Kopf, und ich erzählte ihr alles. Ich erzählte, dass ich Alice gerne als Freundin hätte und dass ich auch geglaubt hatte, sie sei meine Freundin, und dass ich es aber nicht wusste und dass Alice mich so wütend angeguckt hatte und dass sie auch sonst manchmal wütend aussah und dass sie den Schlüsselanhänger mit dem Elch, den ich ihr geschenkt hatte, einem Mann im Besucherzimmer gegeben hatte.

Mutter hörte zu. Dann sagte sie: »Der Mann, den Alice besucht, ist ihr bestimmt sehr wichtig. Vermutlich ihr Vater. Nur einem Menschen, den man sehr liebt, gibt man etwas weiter, das einem selbst wertvoll ist. Und ich glaube nicht, dass sie auf dich wütend ist. Wahrscheinlich will sie einfach nicht akzeptieren, dass gerade ihr Vater krank geworden ist. Du weißt nicht, was er hat. Vielleicht weiß noch nicht einmal Alice, was er hat. Und wenn man etwas nicht versteht, wird man wütend.«

»So, wie ich wütend auf Alice bin, wenn sie wütend auf mich ist, und ich nicht weiß, warum«, sagte ich.

Mutter nickte. »So kompliziert ist es.«

Dann erzählte ich noch von zu Hause und bestellte Grüße von allen und sagte, dass alles ganz gut laufe, dass sie uns aber fehle. Ich fragte sie nicht, wann sie entlassen würde. Vater hatte gesagt, wir sollten Mutter nicht bedrängen. Sie brauche jetzt die Zeit, die sie brauche. Und damit müssten wir alle fertig werden.

Ich fragte sie etwas, was ich mich selbst schon lange fragte.

»Warum wird man depressiv?«

Sie überlegte. Sie sah zum Fenster. Ich sah auch zum Fenster. Aber da gab es nichts zu sehen außer einem Stück Himmel und einer Baumkrone.

»Es gibt verschiedene Ursachen. Bei einigen Menschen fehlt anscheinend ein Stoff, der dafür sorgt, dass man sich glücklich fühlt.«

»So wie Hormone«, sagte ich.

Mutter nickte. »Genau. Dann bekommt man Tabletten, die einen fröhlicher machen sollen. Ich habe auch welche genommen, aber bei mir haben sie nicht geholfen. Es waren vielleicht nicht die richtigen. Ich weiß nicht. Ich wurde jedenfalls nicht froher von ihnen. Nur müde. Ich weiß auch nicht, ob bis jetzt jemand genau erklären kann, woher die Depressionen kommen. Es gibt einfach Menschen, die dazu neigen, eher das Schwere und das Traurige zu sehen als das Leichte und Fröhliche. Solche Menschen haben manchmal das Gefühl, sie selbst können nichts tun, weil sie nicht fähig sind, etwas auf dieser Welt zu ändern. Sie haben das Gefühl, dass sie nicht einmal sich selbst ändern können. Nicht diejenige sein können, die sie gern wären.«

»Wie möchtest du denn sein?«, fragte ich.

Ich dachte, sie würde so sein wollen wie Paula. Einen Beruf haben und schöne Kleider tragen und nicht so viele Kinder haben und nicht immer saubermachen und kochen müssen. »Mutiger«, sagte Mutter. »Und dankbarer. Aber vor allem mutiger. Manchmal habe ich große Angst vor dem Leben. Weil ich nicht weiß, was es bringt.«

»Das weiß doch niemand«, sagte ich.

»Stimmt. Das weiß niemand. Deswegen träumen die Menschen so gerne. Die meisten träumen von einer Zukunft, die besser ist als die Gegenwart. Aber es gibt eben auch Menschen, die vor der Zukunft Angst haben, Menschen, die sich nicht einmal den nächsten Tag vorzustellen wagen. Und wenn man keine Träume mehr hat, wird man traurig. Ab und zu traurig zu sein ist ja nicht schlimm. Schlimm wird es erst, wenn man überhaupt keine Freude mehr spürt. Man kommt sich vor, als sei man in einem so dunklen, dichten Wald verirrt, dass man den Himmel nicht mehr sieht. Die wenigen Vögel, die noch singen, kennt man nicht, das Moos unter den Füßen spürt man nicht. Anfangs glaubt man noch, dass man aus dem Wald hinausfindet, dass man jemandem begegnen wird, der einem den Weg zeigt, dass man etwas sehen wird, das einem vertraut vorkommt. Man geht weiter, und plötzlich ist alles um einen herum so fremd, dass man nicht mehr weitergehen mag. Man möchte sich nur hinlegen und für immer liegen bleiben.«

»Und deswegen bist du in die Klinik gegangen?«

Mutter nickte.

Ich legte meinen Kopf auf ihre Schulter. Draußen in der Baumkrone flatterte eine Taube, und ich dachte, dass man in diesem Zimmer nichts von draußen hören konnte. Man sah es nur.

Als Paula mich hinausbegleitete, guckte ich nicht zur Tür des Besucherzimmers von der Männerabteilung.

Im Zug dachte ich über das nach, was Mutter erzählt hatte. Und ich dachte, dass Alice vielleicht auch allein in den Wald ging, weil sie traurig war. Und ich überlegte, ob ich ihr nachgehen sollte. Es könnte ja sein, dass sie zu weit ging und nicht mehr zurückfand.

In der Klasse mied Alice meinen Blick. Auf dem Schulhof kam sie während der großen Pause auf mich zu und fragte: »Spionierst du mir nach?«

Ich war so erschrocken, dass mir nichts einfiel. Ich sah sie nur an.

»Oder besuchst du etwa deine Tante in der Klapse?«

»Sie ist Ärztin«, sagte ich.

»Weiß ich«, sagte sie, drehte sich um und ging zu zwei anderen Mädchen aus unserer Klasse.

Ich hatte das Gefühl, als läge mein Gesicht unter einer Gipsmaske. Ich ging auf die Toilette, weil ich dringend musste. Als ich mir die Hände wusch, sah ich im Spiegel, dass ich kreidebleich war. Mein Gesicht war starr und meine Augen leer, obwohl ich so wütend war, dass ich Alice am liebsten angeschrien hätte. Aber mit meinen steifen Lippen konnte ich niemanden anschreien. Während der letzten Stunden würdigte ich sie keines Blickes. Als die Schule zu Ende war, nahm ich meinen Tornister und rannte raus.

Auf dem Schulhof sprach mich unsere Klassenlehrerin an. »Geht es dir nicht gut?«, fragte sie.

»Doch«, antwortete ich.

»Grüß deine Mutter schön«, sagte sie. Ich nickte.

Als ich weiterging, tauchte Alice plötzlich neben mir auf. Sie sagte nichts. Ich ging schneller. Sie auch. Wenn ich nach links bog, bog sie auch nach links. Als ich über die Straße ging, ging sie auch über die Straße.

Ich sah nicht zu ihr hin. Ich starrte geradeaus und sagte: »Ich habe nicht meine Tante in der Klinik besucht, sondern meine Mutter.«

»Was hat sie?«, fragte Alice. »Erzähl!«

Ich erzählte, und Alice erzählte auch. Ihr Vater hatte ein Aneurysma im Kopf gehabt. Das ist eine Blase im Blutgefäß. Sie war geplatzt, und das Blut, das rausgeflossen war, hatte bei Alices Vater einen Hirnschaden verursacht. Und jetzt wusste er nicht mehr, wer Alice war. Er wusste auch nicht mehr, wer er selbst gewesen war.

Alice und ihre Mutter besuchten ihn oft, und sie hofften,

dass er sich eines Tages doch noch daran erinnern würde, dass er eine Frau und eine Tochter hatte.

Von nun an fuhr ich manchmal mit Alice und ihrer Mutter zusammen zur Klinik. Und einmal besuchte ich mit Alice ihren Vater.

Nachher sagte ich zu ihr: »Ich glaube, er erkennt dich ein wenig. Er hat nur dich angeguckt.«

Den Schlüsselanhänger drehte Alices Vater immer in den Händen, als erinnere er sich an einen Elch, den er mal gesehen hatte. Ich war froh, dass ich ihn aus Finnland mitgebracht hatte.

Alice wurde freundlicher und fröhlicher. Sie habe sich ein wenig in Jonathan verknallt, sagte sie. Vielleicht sagte sie es nur, weil Jonathan mein Bruder war. Ich konnte mir nicht vorstellen, dass jemand sich in ihn verliebte. Er war ja ein ziemlicher Angeber. Überhaupt nicht wie der Borges, der so viel wusste und bescheiden war. Aber vielleicht würde Jonathan auch aufhören anzugeben, wenn er eines Tages so viel wusste, dass er richtig klug war.

Mutter verbrachte drei Monate in der Klinik. Als sie nach Hause kam, hatten wir vier Vasen im Wohnzimmer mit Tulpen, Mutters Lieblingsblumen, gefüllt.

»Die sind zu kurz«, sagte ich. »Und sie lassen ein wenig den Kopf hängen, aber sie hatten keine anderen im Geschäft.«

»Tulpen wachsen ja sogar im Wasser«, meinte Mutter. »Und es gibt eben Blumen, die schwere Köpfe haben. Mach dir keine Sorgen, die erholen sich noch.«

Ein paar Tage lang benahm Mutter sich unsicher, als sei sie ein Gast, der erst einmal die unbekannten Menschen und die fremden Räume kennenlernen musste. Dann wurde sie wieder unsere Mutter, die bei uns zu Hause war, die ihre Arbeit erledigte, uns morgens nachwinkte und mittags oder nachmittags empfing, wenn wir aus der Schule kamen. Die Mutter, die nicht viel redete, aber aufmerksam zuhörte.

Vater benutzte wieder seine lateinischen Zitate, wenn er etwas Wichtiges mitzuteilen hatte.

»Beate enim vivendi cupiditate incensi omnes sumus – wir alle sind beseelt von dem Wunsch, glücklich zu leben«, sagte er.

»Nicht unglücklich zu sein, ist manchmal Glück genug«, erwiderte Mutter.

15

Ein paar Tage vor unserem zwölften Geburtstag saßen wir alle nach dem Abendbrot im Wohnzimmer und sprachen darüber, wen wir einladen würden. Ich wollte natürlich Alice dabeihaben. Jonathan, Felix und Frederike durften auch einen Freund oder eine Freundin einladen.

Als der Geburtstagsplan besprochen war, bat Frederike Vater: »Mach eine Reise mit uns!«

Sie meinte Vaters Traumreisen. Jonathan und Felix waren schon aufgestanden, um in ihr Zimmer zu gehen. Wir hatten keine Lust zum Zuhören, und Vater hatte wohl auch keine Lust zu erzählen, aber dann setzten wir uns alle wieder und überredeten Vater zu einer Geschichte.

»Eine Fünfminutengeschichte«, sagte Mutter. »Es ist bald Schlafenszeit für euch. Morgen ist Schule.«

»Eure Mutter und ich sitzen an einem See«, fing Vater an.

»In Finnland!«, rief Felix.

Vater schüttelte den Kopf. »Nein, wir haben eine kleine Hütte an der mecklenburgischen Seenplatte gemietet, ist nicht so weit, nicht so teuer, und Mücken gibt es dort bestimmt auch genug. Also, wir beiden Alten sitzen am See und lesen. Aber wir können uns nicht richtig konzentrieren ...«

»Weil die Mücken stechen!«, unterbrach Felix ihn.

»Wir können uns nicht konzentrieren«, fuhr Vater fort, »weil wir auf euch warten. Ich bringe eurer Mutter ein Glas Orangensaft ...«

»Wie aufmerksam«, bemerkte Mutter und lächelte.

»Wachsen denn in Deutschland auch Orangenbäume?«, fragte Felix.

»Nein, natürlich nicht. Aber in den Läden kann man Orangen kaufen oder auch Orangensaft. Und wenn ich ständig unterbrochen werde, verliere ich den Faden«, beschwerte Vater sich.

»Hast du denn einen?«, fragte Jonathan. »Die Geschichte klingt bis jetzt nicht besonders phantasievoll.«

»Meinst du? Nur weil keine Paläste vorkommen, keine Bediensteten, nur weil wir nicht im Ausland sind? Phantasie braucht keine Paläste, sie passt in die kleinste Hütte, und schöne Gegenden gibt es in jedem Land!«

»Das ist eine wahre Geschichte!«, rief Frederike.

»Und wie geht es jetzt weiter?«, fragte ich.

»Was denn?«, fragte Vater.

»Die Geschichte!«

»Ach, die Geschichte – ich weiß es nicht. Ich weiß nur, dass eure Mutter und ich am See sitzen und auf euch warten und uns auf euch freuen und dass wir gespannt sind, was aus euch im Lauf der Jahre geworden ist und wie ihr euch entwickelt habt.«

»Blödsinn!«, rief Jonathan. »Das kriegt ihr wohl mit, was aus uns wird.«

»Den Anfang schon«, sagte Vater. »Aber nicht nur die Geschichten ändern sich, die Menschen ändern sich manchmal auch.«

»Ich will mich nicht ändern«, meinte Frederike. »Nur größer werden.«

Mutter stand auf und sagte: »Dann geht jetzt in eure Betten und träumt! Beim Träumen wächst man auch.«
Das Telefon klingelte. Mutter nahm ab. Wir erkannten nicht, mit wem sie sprach, aber sie lachte. Es war ein fröhliches Lachen. Wir stiegen die Treppe hoch und gingen in unsere Zimmer, zu unseren eigenen Träumen.

Marjaleena Lembcke wurde 1945 in Kokkola/Finnland geboren und studierte Theaterwissenschaften und Bildhauerei. Seit 1967 lebt sie in der Nähe von Münster, Westfalen. Bei Nagel & Kimche veröffentlichte sie unter anderem: *Als die Steine noch Vögel waren* (1998), ausgezeichnet mit dem Österreichischen Kinder- und Jugendbuchpreis 1999 und nominiert für den Deutschen Jugendliteraturpreis 1999, *Und dahinter das Meer* (1999), *Abschied vom roten Haus* (2000), *Schon vergessen. Eine Schusselgeschichte* (mit Bildern von Martina Mair, 2001), *In Afrika war er nie* (2003), *Die Fremde im Garten* (2005), *Liebeslinien* (2006), nominiert für den Deutschen Jugendliteraturpreis 2007, *Der Mann auf dem roten Felsen* (2008) sowie *Hexenheim Horizont* (mit Bildern von Stefanie Harjes, 2009), nominiert für den Prix Chronos.